रोग

निरोग

डॉ. यतीश अग्रवाल एवं डॉ. रेखा अग्रवाल की प्रमुख कृतियां

- डागडर बाबू
- मन की दुनिया
- 365 स्वास्थ्य मंत्र
- जटिल रोग सरल उपचार
- रोग नीरोग
- सबके लिए स्वास्थ्य
- स्वस्थ खाएं तनमन जगाएं
- नारी स्वास्थ्य और सौंदर्य
- खिले मातृत्व गूंजें किलकारियां
- नेत्र रोग
- दांपत्य विज्ञान
- डायबिटीज के साथ जीने की राह
- स्वस्थ हृदय : देखरेख और उपचार
- ब्लड प्रेशर : जितना संयत उतना स्वस्थ
- कोरोनरी धमनी हृदय रोग
- डायबिटीज के साथ स्वस्थ जीवन
- दवाएं और हम
- प्यार के मोती (एड्स पर केंद्रित)
- हृदय रोग से कैंसर तक

बाल साहित्य

- फर्स्ट एड
- रक्त की कहानी
- चिकित्सा विज्ञान की कहानियां
- शल्यचिकित्सा की कहानी
- नारी शरीर के रहस्य
- खलिफा की पगड़ी

अंग्रेजी में

- मेजिक मंत्रज़ टू अ पैन-फ्री यूथफूल बैक
- द वर्ल्ड विदिन
- द स्टोरी ऑफ ब्लड
- हार्ट केयर
- बॉडी टॉक
- आल अबाउट हेविंग अ बेबी
- हार्ट टॉक
- मेनेजिंग डायबिटीज : हाओ मच शूगर इज टू मच
- हाई ब्लड प्रेशर : टेम द स्टेल्थ किलर
- द डेली ब्रेड
- द मेडिसन चेस्ट
- रिवर्सिंग बैक पैन

रोग निरोग

डॉ. यतीश अग्रवाल

एम.बी.बी.एस., एम.डी. (दिल्ली)

विज्ञान वाचस्पति (इलाहाबाद)

राजकमल प्रकाशन

नयी दिल्ली पटना इलाहाबाद कोलकाता

ISBN : 978-81-267-1741-5

मूल्य : ₹ 250

पहला संस्करण : 2001
पहली आवृत्ति : 2009
दूसरी आवृत्ति : 2014

प्रकाशक : राजकमल प्रकाशन प्रा. लि.
1-बी, नेताजी सुभाष मार्ग, दरियागंज
नई दिल्ली-110 002

शाखाएँ : अशोक राजपथ, साइंस कॉलेज के सामने, पटना-800 006
पहली मंजिल, दरबारी बिल्डिंग, महात्मा गांधी मार्ग, इलाहाबाद-211 001
36 ए, शेक्सपियर सरणी, कोलकाता-700 017

वेबसाइट : www.rajkamalprakashan.com
ई-मेल : info@rajkamalprakashan.com

कला-पक्ष : अभिमन्यु सिन्हा
आवरण : इंद्रजीत सिंह राणा

मुद्रक : बी.के. ऑफसेट
नवीन शाहदरा, दिल्ली-110 032

ROG NIROG
by Dr. Yatish Agarwal

सुश्री मृणाल पांडे को सादर
उस सतत प्रेरणा के लिए
जिससे मेरी कलम
को दिशा और
गति मिली

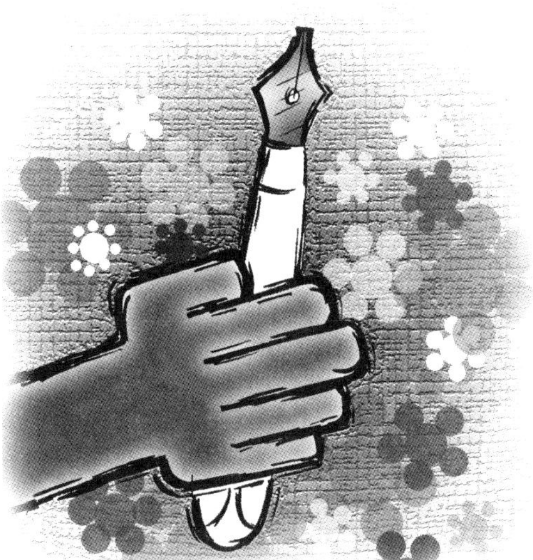

अपनी बात

यह जीवन बदलते मौसम की तरह है। कभी तूफानी सर्द हवाएँ, कभी चिलचिलाती तेज गरमी, कभी रूखा-सूखा उदास पतझड़ तो कभी हरा-भरा वसंत ! कभी बारिश की फुहारें, कभी सालोंसाल सूखा ही सूखा। पर सच्चा राही वही है जो हर मौसम का रस ग्रहण करते हुए समान रूप से जीवन को खुशियों से भरा-पूरा बनाए रखे; जिसे जीवन सूत्र की भंगुरता और उसके अस्थिर स्वरूप का बोध हो लेकिन इससे उसकी जीवनशक्ति और खिल उठे। उस फूल की तरह जो कड़ी धूप और हवा के तेज झोंके सहकर भी टहनी पर खिला रहता है; उन पानी के बुलबुलों की तरह जो जल की तरंगों पर तैरते हैं मगर टूटते नहीं; उस चाँद की तरह जो सारा-सारा दिन अपना अस्तित्व मिटता देख भी विचलित नहीं होता और रात घिरते ही जीवंत हो उठता है।

सुख में, दुःख में, कठिन और विपरीत घड़ियों में आप विरत हुए बगैर इस शरीर रूपी मन्दिर की अर्चना में जुटे रहें, जीवन का उत्साह सदैव अक्षुण्ण बना रहे, इस पुस्तक में मेरी यही हार्दिक कामना मूर्त हुई है। दैनिक जीवन में छोटी-छोटी सावधानियाँ कैसे हमारे लिए उपयोगी साबित हो सकती हैं, उन्हें अपनाकर हम अपना तन-मन कैसे प्रफुल्ल रख सकते हैं; जरूरत आने पर तरह-तरह के लेबोरेटरी टेस्ट, पैथोलॉजिकल टेस्ट, एक्स-रे, अल्ट्रासाउंड, सी.टी. स्कैन इत्यादि कब, किन परिस्थितियों में कैसे हमारी मदद कर सकते हैं; दवा लेने की स्थिति बने तो क्या-क्या सावधानियाँ अमल में लाएँ ताकि उससे लाभ ही प्राप्त हो, हानि न हो; तथा जब कभी स्वयं, या किसी परिवारजन या मित्र को आपरेशन कराने की आवश्यकता दिखाई दे, तो किन-किन मूल पहलुओं

पर जानकारी प्राप्त करनी जरूरी है, *रोग-निरोग* इन्हीं व्यावहारिक पक्षों को ध्यान में रखकर रची गई है।

कृति के बहुत से अंश इससे पूर्व *दैनिक हिन्दुस्तान* के रविवासरीय में मेरे स्तंभ *परामर्श* में प्रकाशित हो चुके हैं। कुछ सुधी पाठकों और मित्रों के अनुरोध को पूरा करने के लिए ही मैंने उस *परामर्श* को पुस्तकाकार किया है। कितनी ही बार मुझे इस बात का सौभाग्य मिला है कि पहली बार किसी से मिला हूँ और वह सहेजकर रखे *साप्ताहिक हिन्दुस्तान* के 1982-91 के स्वास्थ्य/चिकित्सा अंक तथा *हिन्दुस्तान, नवभारत टाइम्स* और *जनसत्ता* की कतरनें निकालकर ले आया है। यही प्यार, यही सरल विश्वास मुझे आप तक पहुँचने के लिए प्रेरित करता आया है।

सृजन, सी-1/1584 वसन्त कुंज
नई दिल्ली-110 070

यतीश अग्रवाल

अनुक्रम

पहला खंड

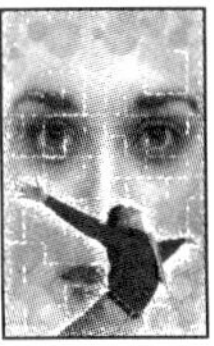

छोटी-छोटी सावधानियाँ

दूसरा खंड

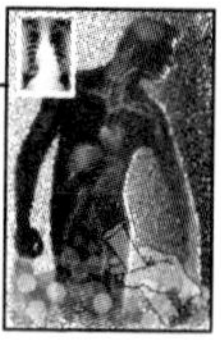

जाँच-परख

तीसरा खंड

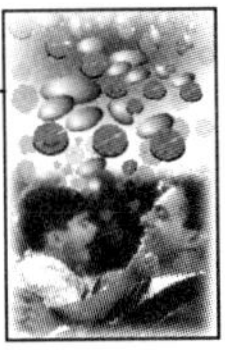

दवाएँ और हम

चौथा खंड

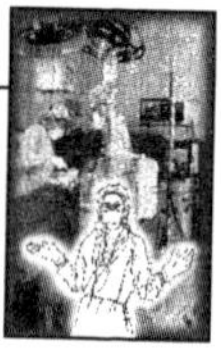

जब जरूरत हो ऑपरेशन की

परिशिष्ट

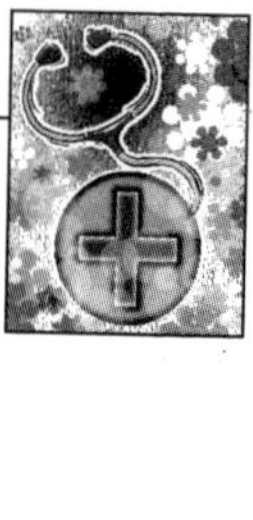

तुम्हारा शरीर तुम्हारी आत्मा का सितार है।
यह तुम्हारे ऊपर है कि तुम इससे मधुर
संगीत झंकृत करो या बेसुरा आलाप!

ख़लील जिब्रान
(जीवन संदेश में)

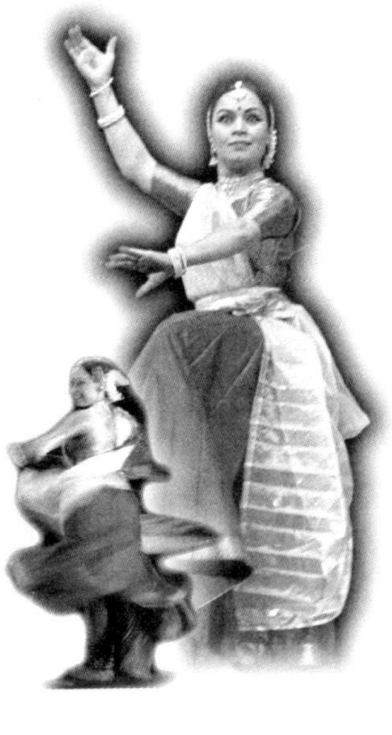

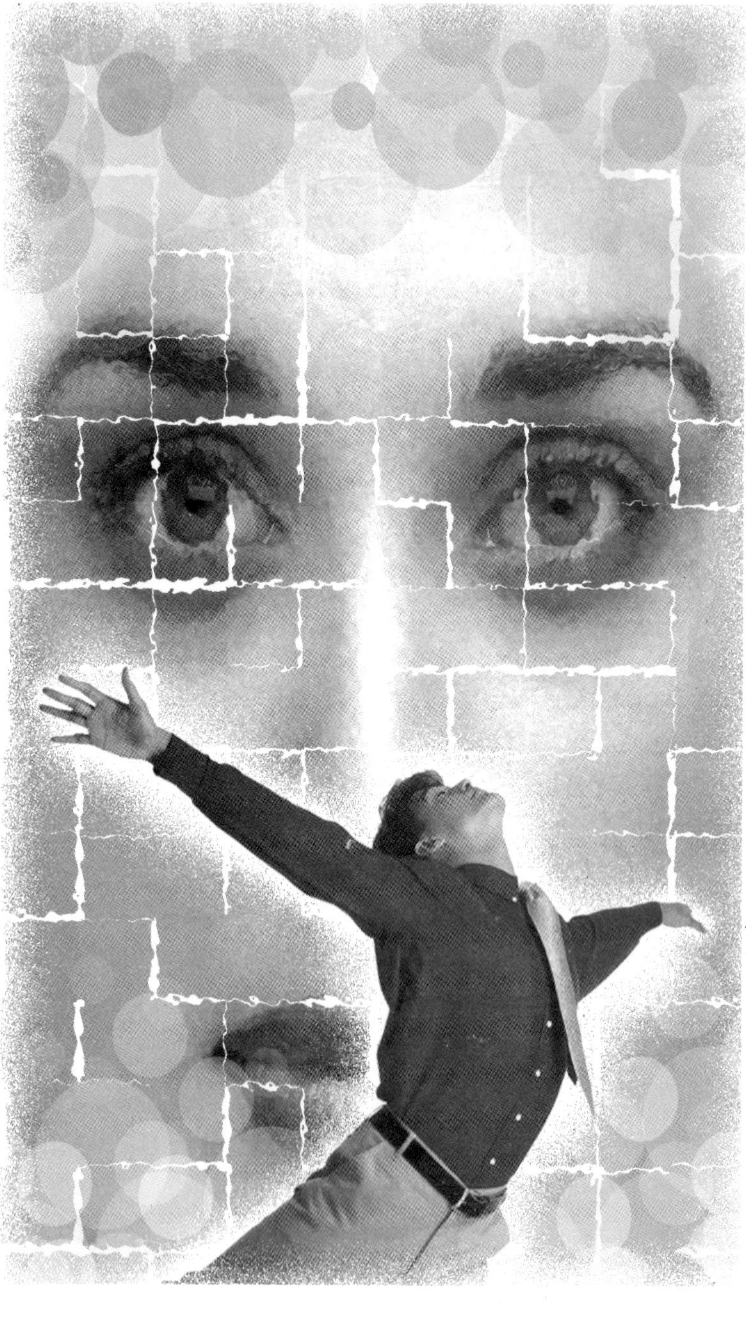

संसार के सबसे बड़े डॉक्टर हैं–
डॉ. पथ्य, डॉ. शान्ति और डॉ. आनन्द

जोनाथन स्वीफ्ट

पहला खंड

छोटी-छोटी सावधानियाँ

कैसे लें अच्छी नींद

यह सच है कि दुनिया में नींद से प्यारी दूसरी कोई चीज नहीं। उसकी गोद में सिर रख लो तो सभी मुश्किलें आसान हो जाती हैं। मन-मस्तिष्क ताजगी से भर उठता है, शरीर स्फूर्त हो उठता है और प्रातः जब आँख खुलती है तो रगों में नई उमंग अँगड़ाई लेती होती है। वैज्ञानिक अध्ययनों के मुताबिक वयस्क जीवन में छह से आठ घंटे सोना अच्छी सेहत और लंबी उम्र के लिए जरूरी है।

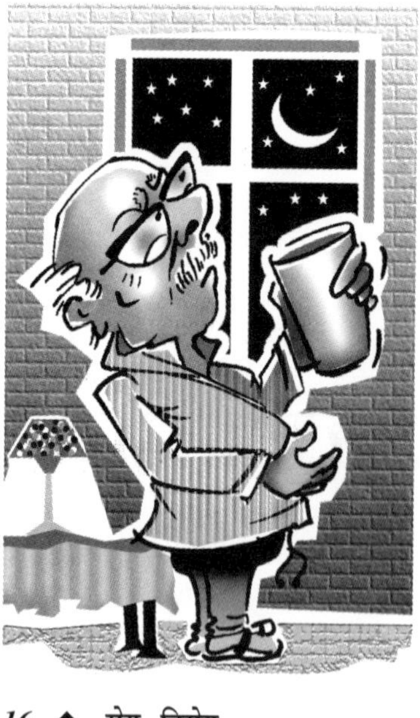

लेकिन आज के तनाव-भरे जीवन में घोड़े बेचकर सोना मात्र मुहावरा बनकर रह गया है। कुछ नसीबवाले ही चैन की नींद सो पाते हैं, वरना तरह-तरह की चिंताएँ, तनाव-भरी दिनचर्या, शरीर से अधिक मन की कसरत, बैठे-बैठे पूरा दिन बिता देना और कागजों

से माथापच्ची करते रहना, उस पर कई-कई प्याले चाय, कॉफी, कोला ड्रिंक्स पीना—ये सारे कारक कुदरत के सरल नियम तोड़कर निद्रा-देवी को रुष्ट करने से पीछे नहीं हटते। समस्या 'टाइम-जोन' बदलने की भी हो सकती है। एक महाद्वीप से दूसरे में उड़ान भरने में आज कुछ ही घंटे लगते हैं, पर बॉडी-क्लोक को नए दिन-रात से सुइयाँ मिलाने में समय लगता है। मोटापा, श्वास-मार्ग में किसी प्रकार की रुकावट, शारीरिक और मानसिक कष्ट तथा विकार नींद से सदा से वैर रखते आए हैं। मगर कोई चाहे तो मुश्किल से मुश्किल परिस्थिति का भी समाधान ढूँढ़ा जा सकता है। तो प्रस्तुत हैं कुछ सुझाव जिन्हें अमल में लाकर निद्रा-लोक में दाखिला पाया जा सकता है—

तनाव की दुनिया पीछे छोड़कर ही बिस्तर में लेटें : सोने के लिए जरूरी है कि मन शांत हो और उस पर बहुत अधिक बोझ न हो। इसके लिए कामकाज, दुकान, व्यवसाय से लौटने के बाद आधा-एक घंटा मौज-मस्ती करें, मन को खुला छोड़ दें, परिवार के साथ हँसें-खेलें ताकि दिन-भर के तनाव फुर्र होकर उड़ जाएँ।

कुछ ऐसा करें कि मन सुकून पाए : बिस्तर में जाकर बत्ती गुल करने से पहले कुछ ऐसा करें कि मन में सुख-शांति के स्वर गूँजने लगें। संगीत में दिलचस्पी हो, तो कोई ऐसी धुन या राग लगा लें जिससे मन-मस्तिष्क को अच्छा लगे या कुछ ऐसा पढ़ें जिससे यह भाव जागृत हो।

सोने से पहले जरा देर टहल आएँ : लेटने से पहले थोड़ी देर घर के आसपास ही घूम आएँ। गति धीमी-धीमी ही हो, जरूरत व्यायाम की नहीं बल्कि आराम की है। टहलने से भी मन और शरीर का तनाव दूर होता है।

स्नान करने से भी थकान उतर जाती है : सोने से आधा-एक घंटा पहले स्नान करना भी अक्सर फायदेमंद होता है। इससे शरीर की सारी थकान दूर हो जाती है। सर्दी के दिनों में गरम पानी के बाथटब में बैठने से शरीर की सिकाई भी हो जाती है। पर ध्यान रखिएगा, कहीं टब में ही न सो जाइएगा।

दूध पीकर सोएँ : दूध माफिक आता हो तो सोने से पहले एक गिलास दूध पी लें। इससे नींद आने में आसानी होती है। यह कही-सुनी बात नहीं, वैज्ञानिक परीक्षणों से पुष्ट तथ्य है। इसका आधार दूध में पाए जानेवाले कुछ एमिनो-एसिड हैं, जो हमें निद्रा-लोक में प्रविष्टि दिलाने में सहायक सिद्ध होते हैं।

चाय, कॉफी और मदिरा से बचें : चाय, कॉफी की बात तो हर कोई जानता ही है, मदिरा में भी यह अवगुण है कि वह नींद को दूर भगाती है। सोना है तो इन तीनों ही पेय पदार्थों से बचें।

समय से सोएँ : कोशिश करें कि एक रूटीन बन सके कि घड़ी में इतने बजते ही बिस्तर में चले जाना है। इससे बॉडी-क्लोक सेट हो जाएगी और नींद भी बढ़िया आएगी। आए दिन देर-सवेर सोना शरीर की घड़ी को बिगाड़ देता है।

चिंता करना छोड़ दें : सोने की कोशिश करने से नींद नहीं आती। पलकें नींद से भारी होने लगें, तभी बिस्तर में लेटेंगे तो नींद अपने से घिर आएगी। कई लोग इसी चिंता में नहीं सो पाते कि उन्हें नींद क्यों नहीं आती !

मालिश भी एक तरीका है : हल्की मालिश कराने से भी शरीर की थकान और तनाव दूर होते हैं। सोने से पहले कंधों और गरदन की पेशियों की मालिश कराकर देखें, नींद का मजा ही कुछ और होगा।

योगनिद्रा भी सार्थक है : योगनिद्रा की उपयोगिता भी सचमुच अद्‌भुत है। इससे शरीर और मन-मस्तिष्क इतनी शांति पाते हैं कि नींद आने में जरा भी मुश्किल नहीं आती। लेकिन इसे ठीक से करने के लिए कुछ दिनों के लिए किसी योग-गुरु की शरण में जाना जरूरी है।

डॉक्टर से सलाह लें : यदि ये सभी कोशिशें नाकामयाब साबित होती हैं, तो भी निराश मत होइए। किसी मनोचिकित्सक से सलाह लीजिए। दवाओं और बातचीत के माध्यम से वह प्रायः कठिन से कठिन स्थिति को भी आसान कर देता है।

बदल लें, पुराना टूथ-ब्रश

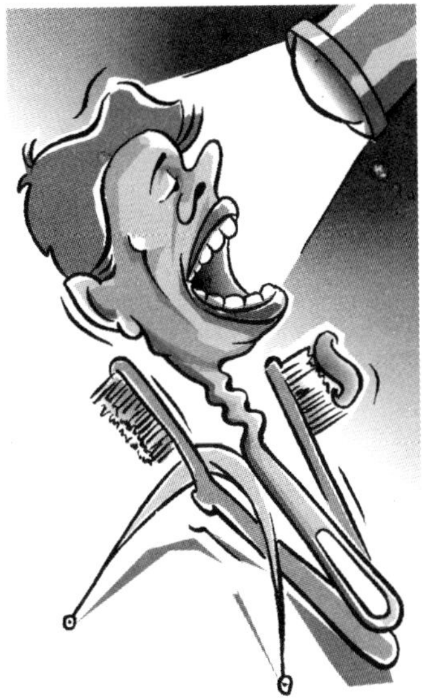

सच मानें, लंबे समय तक एक ही टूथ-ब्रश से दाँत माँजते रहने में जरा भी समझदारी नहीं है। अच्छाई इसी में है कि इसे हर दूसरे-तीसरे माह बदल लिया जाए। खुदा-न-खास्ता इस बीच किसी संक्रामक बीमारी से पाला पड़ जाए, तब तो यह सावधानी बरतना और भी जरूरी है।

यह नेक सलाह उन वैज्ञानिक अध्ययनों पर आधारित है जिनमें टूथ-ब्रश के नायलन रेशों पर रोगाणुओं को घर बनाते पकड़ा गया है। रोगाणु भी ऐसे जो बार-बार परेशान करें।

वैज्ञानिक परीक्षणों में पाया गया है कि निमोनिया, पेट का अल्सर, सायनस की बीमारी, बदहजमी, डायरिया और गला खराब करनेवाले तरह-तरह के बैक्टीरिया बीमारी के दौरान टूथ-ब्रश के रेशों से चिपक जाते हैं और बार-बार रोग पैदा करते रहते हैं। इनसे बचना हो तो टूथ-ब्रश बार-बार बदलते रहना चाहिए या फिर उसी पुरानी नीम की दातोन पर लौट जाना चाहिए। चबाइए और फेंक दीजिए, न किसी छिपे हुए बैक्टीरिया का खतरा, न ही पर्स पर बोझ !

गोदवाएँ, छिदवाएँ मगर सँभलकर

जब से एच.आई.वी. (एड्स) का खतरा पैदा हुआ है, जानकार लोग सजग हो उठे हैं कि जब कभी इंजेक्शन लगना हो या खून की जाँच के लिए नमूना देना हो, तो डिसपोजेबल (एक बार इस्तेमाल करके फेंक दी जानेवाली) सुई ही काम में लाई जाए। इस छोटी सी सावधानी से इस महारोग से बचा जा सकता है। यह एहतियात

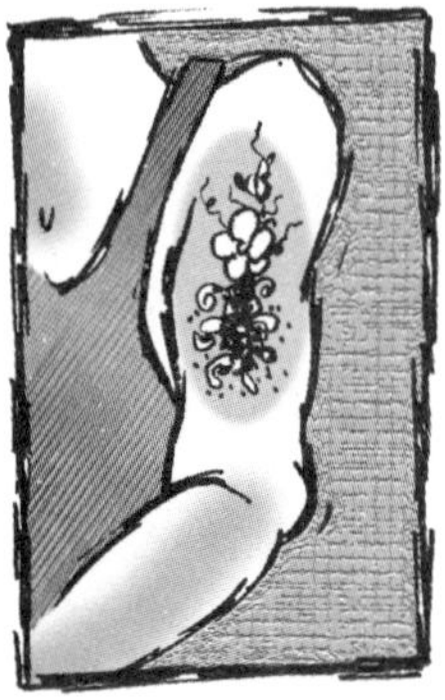

हेपाटाइटिस-बी से भी हमारा बचाव करती है। हेपाटाइटिस-बी भी एच.आई.वी. की तरह एक खास किस्म का वायरस है, जिसके संक्रमण से जिगर में सूजन आ जाती है और पीलिया हो जाता है।

दोनों रोग एक ही तरह फैलते हैं—संक्रमित रक्त, विषाणु-दूषित सुईयों और संक्रमित व्यक्ति से सहवास करने पर विषाणु एक से दूसरे व्यक्ति में पहुँच जाते हैं। इसीलिए इन रोगों से बचने के लिए जरूरी है कि साफ रोगाणु-रहित (स्टराइल) सुइयाँ व सिरिंज और रक्ताधान के लिए भली-भाँति परखा हुआ रक्त ही प्रयोग करें और यौन जीवन में सदाचार बनाए रखें। साथ ही यह छोटी सी सावधानी भी जरूर बरतें कि नाक-कान छिदवाएँ या शरीर के किसी अंग पर कोई नाम या आकृति गोदवाएँ तब भी इस काम के लिए इस्तेमाल की जानेवाली सुई पूरी तरह स्टराइल हो। चीनी चिकित्सा पद्धति—एक्यूपंक्चर से इलाज करवानेवाले लोगों को डॉक्टर द्वारा प्रयोग में लाई जा रही सुइयों की बाबत भी पूरी पूछताछ कर लेनी चाहिए।

हड्डियों की ताकत

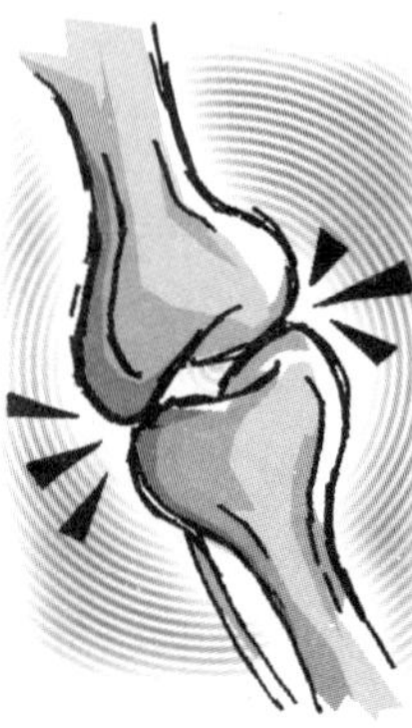

उम्र ढलने के साथ पूरा शरीर ही ढल जाता है। हड्डियाँ भी भंगुर हो जाती हैं और जरा सी चोट लगते ही टूट जाती हैं। यह विकार 'पोस्ट-मेनोपोजल ओस्टीयो-पोरोसिस' है और यह प्रमुखतः स्त्रियों में पाया जाता है।

होता यह है कि रजोनिवृत्ति के एकदम बाद जैसे ही स्त्री के शरीर में इस्ट्रोजन हार्मोन बनना बंद होता है,

हड्डियों में अस्थि-कोशिकाएँ बनने की गति धीमी पड़ जाती है और हड्डियाँ धीरे-धीरे कमजोर होती जाती हैं। यह एक कुदरती क्रिया है, जिसे आसानी से नहीं रोका जा सकता।

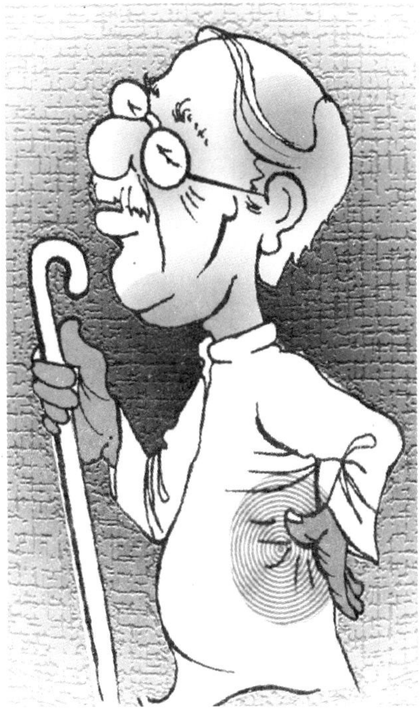

लेकिन यदि हम शुरू से ही सजग रहें तो इस पर अंकुश जरूर लग सकता है।

अमेरिका में हुए एक बड़े अध्ययन में यह बात सामने आई है कि खान-पान में कैल्शियम की मात्रा बढ़ाने से इस क्रिया पर बहुत हद तक रोक लगाई जा सकती है। ह्यूमन न्यूट्रिशन रिसर्च सेंटर ऑन एजिंग के अनुसंधान कार्यक्रम में कुछ रजोनिवृत्ति पा चुकी महिलाओं को जब अतिरिक्त कैल्शियम दिया गया, तो उनकी हड्डियाँ कमजोर होने से बच गईं। कार्यक्रम की संचालक डॉ. बेस डॉसन-ह्यूज के मुताबिक यह लाभ सबसे अधिक उन महिलाओं को मिला जिन्हें रजोनिवृत्ति हुए पाँच वर्ष से ज्यादा हो चुके थे।

निष्कर्ष यह है कि रोजाना 1000 मिलीग्राम कैल्शियम लेते रहने से ओस्टीयोपोरोसिस पर अंकुश रखा जा सकता है। यह कैल्शियम सपरेटा दूध, दूध से बनी चीजों, सीताफल, मुनक्का, किशमिश, खजूर और अनाज से हासिल किया जा सकता है। समुद्री मछलियों में भी कैल्शियम अच्छी मात्रा में पाया जाता है।

ओस्टीयोपोरोसिस से बचे रहने का दूसरा आसान तरीका नियम से व्यायाम करना है। सुबह-शाम तेज गति से चार-पाँच मील चलने, जॉगिंग करने, सीढ़ियाँ चढ़ने, वजन उठाने और कसरत करते रहने

से भी हड्डियाँ ताकतवर बनी रहती हैं। जबकि सिगरेट, चाय-कॉफी और शराब पीने से हड्डियाँ कमजोर हो जाती हैं।

लंबे बालों का राज़

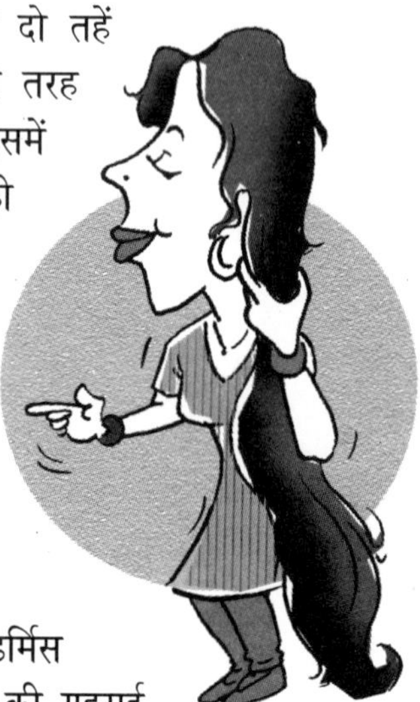

बनावट की दृष्टि से हमारी त्वचा की दो तहें हैं। बाहरी तह—एपिडर्मिस— कवच की तरह है। यह शरीर की सुरक्षा करती है। इसमें खून दौरा नहीं करता और इसकी सतही कोशिकाएँ निर्जीव होती हैं, जिनका गिरना और बनना एक साथ चलता रहता है।

अंदरूनी तह—डर्मिस—संयोजक ऊतक से बनी है। इसमें रक्त-वाहिकाओं और तंत्रिकाओं का जाल चारों तरफ फैला होता है।

बाल त्वचा की बाहरी तह एपिडर्मिस का हिस्सा हैं। इनकी जड़ें अंदर डर्मिस की गहराई से फूटती हैं और हरेक जड़ के इर्द-गिर्द तैलीय ग्रंथियाँ पाई जाती हैं। इनमें सिबम नामक चिकनाईदार पदार्थ भी बनता है।

बालों की रचना एक खास किस्म के प्रोटीन से होती है। इसे केरेटिन कहते हैं और इसकी खासियत यह है कि यह अघुलनशील होती है। इसमें पाए जानेवाले मिलेनोसाइट्स ही बालों के रंग का आधार होते हैं।

बालों का उगना, बढ़ना और गिरना साथ-साथ चलनेवाली एक ही क्रिया के अंग हैं। वास्तव में यह क्रिया दो चरणों में बँटी है—एक वह जिसमें बाल बढ़ते हैं, दूसरा वह जिसमें बालों के बढ़ने का क्रम रुक जाता है। इस दूसरे चरण के अंत में ही बाल गिरते हैं। लेकिन उनकी जगह उतने ही नए बाल उग आते हैं।

यदि हम सिर्फ सिर के बालों के बढ़ने और गिरने की बात करें, तो

पाते हैं कि किसी भी समय आमतौर से नब्बे प्रतिशत बाल बढ़ने के दौर में होते हैं, और दस प्रतिशत बाल गिरने की तैयारी में। सिर्फ इसी कारण किसी भी स्वस्थ व्यक्ति के सिर से हर रोज 100 बाल तक भी गिर सकते हैं। कंघे में बाल देखकर तब तक परेशान नहीं होना चाहिए जब तक चाँद ही न नजर आने लगे।

सिर के बालों की बढ़ने की औसत दर 0.35 मिलीमीटर प्रतिदिन होती है। वृद्धि का चरण हर किसी में अलग-अलग होता है, पर इसकी औसत मीयाद दो से छह वर्ष की होती है। इस बीच बालों की लंबाई पच्चीस से सौ सेंटीमीटर के बीच पहुँच जाती है। लेकिन कुछ लोगों के बाल लगातार पच्चीस वर्ष तक बढ़ते रहते हैं, जिससे बाल खूब लंबे हो जाते हैं। दरअसल, विज्ञापनकर्ता चाहे कुछ भी कहें, लंबे बालों का राज़ यही है। कुछ स्त्रियों के बाल तो इसी कारण घुटनों तक पहुँच जाते हैं। यह गुण विरासत में मिलता है। इसका श्रेय किसी दवा या तेल को नहीं दिया जा सकता।

बालों का गिरना

बालों का गिरना सामान्य प्रक्रिया है, ठीक वैसे ही जैसे त्वचा से बाहरी कोशिकाओं का मैल के रूप में उतरना।

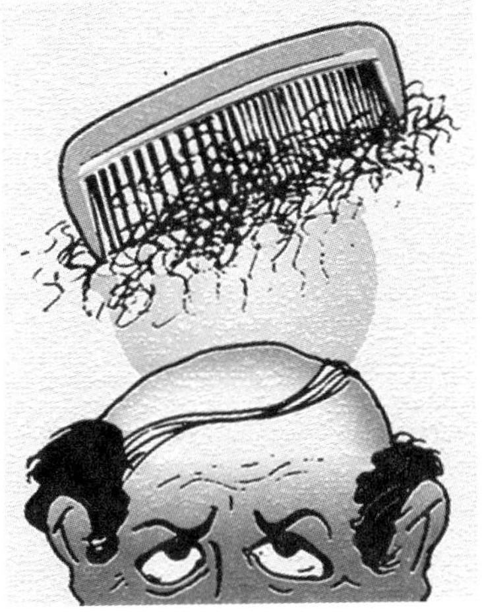

कुछ लोगों में बाल बढ़ने का चरण संक्षिप्त होता है। उसकी मीयाद ही कम होती है। इससे बाल कुछ ही समय बाद झड़ जाते हैं; लेकिन उनमें भी झड़े हुए बालों की जगह नए बाल उग आने से आमतौर से गंजापन पैदा नहीं होता। हाँ, यह शिकायत बनी रहती है कि बाल हमेशा झड़ते रहते हैं। इसके लिए कुछ करने की जरूरत नहीं होती।

यह प्रक्रिया कुछ विशेष स्थितियों में अपने से ही तेज हो जाती है और तब बाल बड़ी संख्या में गिरने लगते हैं। इसके कई कारण हो सकते हैं, जिनमें पाँच प्रमुख हैं—पहला, प्रसूति। दूसरा, कोई भी बुखार। तीसरा, कोई बड़ा ऑपरेशन। चौथा, लंबे समय तक बनी रही कोई भी बीमारी, और पाँचवाँ, कोई ऐसा हादसा जिससे मन को गहरा आघात पहुँचा हो।

कम समय में तेजी से वजन कम करने के लिए की गई 'क्रेश डाइटिंग', कुपोषण, शरीर में लौह तत्त्व की कमी और गर्भ-निरोधक गोलियाँ भी तेजी से बाल गिरने के कुछ आमफहम कारण हैं।

कुछ दवाएँ लेने से भी बाल गिरने लगते हैं। कैंसर की दवाएँ, रक्त-जमाव क्रिया को मंदा करनेवाली एंटिकोएग्यूलेंट दवाएँ, एंटि-थाइरॉयड दवाएँ, एंटिबॉयटिक जैंटामायसीन, दर्द निवारक सैलीसिलैट्स और पार्किनसॉनिज्म की लेवोडोपा, आदि दवाएँ इनमें प्रमुख हैं।

इन सभी स्थितियों में बालों के गिरने की गति बढ़ जाती है। लेकिन यह परिवर्तन तुरंत दिखाई नहीं देता; इसका पता दो-तीन महीने बाद चलता है। फिर अगले तीन से छह महीनों तक बाल चिंताजनक ढंग से गिरते रहते हैं, पर कुछ समय बाद बालों का गिरना स्वयं ही रुक जाता है।

बालों पर शैंपू-तेल का असर

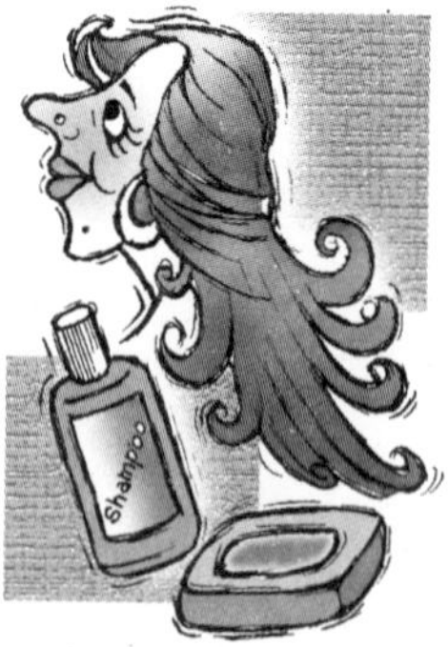

लंबे, घने, काले रेशमी बालोंवाली सुंदर मॉडल कितना ही यकीन दिलाए, वैज्ञानिक सच्चाई तो यही है कि बालों में शैंपू-तेल लगाने से न तो उन्हें मजबूती मिलती है, न ही उनकी लंबाई बढ़ती है। हाँ, इतना जरूर है कि इससे रूखे बाल साफ होकर चमक उठते हैं।

सिर की मालिश करने की भी अपनी

उपयोगिता है। उससे सिर में खून का दौरा बढ़ता है, और नतीजतन बालों की जड़ों को बेहतर पोषण मिलता है। लेकिन इसके लिए किसी महँगे नारियल या आँवले के तेल की जरूरत नहीं है, कोई भी साधारण तेल इस्तेमाल किया जा सकता है। लाभ मालिश से पहुँचता है, तेल से नहीं।

चेहरे का नूर और मुँहासे

किशोरावस्था में पाँव रखते ही चेहरे और पीठ पर मुँहासे हो जाना बहुत आम बात है। इसका संबंध त्वचा में उपस्थित छोटी-छोटी ग्रंथियों—सिबेशियस ग्लैंड्स—से है, जिनमें सिबम नामक चिकना पदार्थ

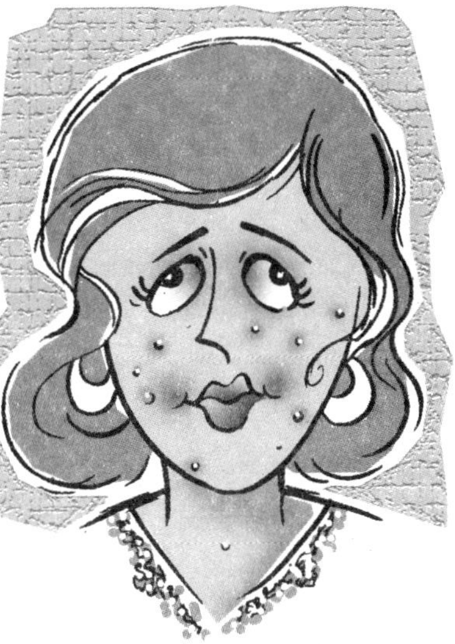

बनता है। यह सिबम महीन नलियों से गुजरकर त्वचा पर बने रोम-छिद्रों से बाहर आता है। किसी कारण यह रास्ता बंद हो जाए तो सिबम की निकासी भी बंद हो जाती है और वह सिबेशियस ग्रंथि में ही इकट्ठा होता जाता है। इससे सिबेशियस ग्रंथियाँ फूल जाती हैं और फुंसियों की तरह दिखने लगती हैं। इन्हें ही मुँहासे, पिंपल्स या एक्नी कहा जाता है।

मुँहासे यौवन के लावण्य को चुरा लेते हैं। किशोर-किशोरियाँ इनसे छुटकारा पाने के लिए हरसंभव उपाय आजमाते हैं। घर की बड़ी-बूढ़ियाँ—नानी, दादी, बुआ, चाची कहती हैं कि इनका कोई इलाज नहीं और विवाह के बाद ये खुद दूर हो जाएँगे।

उनका यह कथन शायद अनुभव पर ही आधारित है। अधिकांश मामलों में मुँहासे पच्चीस-तीस वर्ष की उम्र तक स्वयं दूर हो जाते हैं। यौवन में सिबम बनने की जो प्रक्रिया ताबड़तोड़ शुरू हुई थी वह इस उम्र में पहुँचकर खुद-ब-खुद संतुलित हो जाती है। लेकिन इसका यह अर्थ कतई नहीं है कि मुँहासों के लिए तब तक कुछ न किया जाए। आखिरकार कौन युवा नहीं चाहता है कि उसके चेहरे की सुंदरता अपने पूरे नूर पर हो !

मुँहासों की बाढ़ रोकने के लिए कुछ सरल उपाय कारगर हैं—(1) चेहरे पर कोई भी चिकनाईदार पदार्थ, जैसे—क्रीम, तेल आदि न लगाएँ। (2) चेहरे को दिन में तीन-चार बार साबुन और गुनगुने पानी से धोएँ। यदि इसका समय न मिले तो क्लेन्जिंग मिल्क से ही चेहरा साफ कर लें। इससे त्वचा पर स्थित रोम-छिद्र खुले रहने में मदद मिलेगी। (3) मुँहासों से कभी छेड़छाड़ न करें। खुजलाने से उनमें मवाद पड़ सकता है। इससे दाग रह जाने का खतरा बढ़ता है। कीलें हों तो ब्लैक हैड एक्सट्रेक्टर से ही उन्हें निकलवाएँ। (4) मुँहासों को दूर करने के लिए चर्म-रोग विशेषज्ञ की सलाह लें। उसकी राय से सल्फरयुक्त क्रीम, विटामिन-ए क्रीम लगाना और टेट्रासाइक्लिन या इरिथ्रोमाइसिन लेना उपयोगी साबित हो सकता है।

पैरों की देखभाल

रोजमर्रा के छोटे-मोटे काम करने के लिए एक आम आदमी हर साल औसतन दो हजार किलोमीटर चल लेता है। फिर किसी की सैर, ट्रेकिंग या दौड़ने की आदत हो तो इसमें कुछ हजार किलोमीटर और जोड़ लीजिए। यह पैरों की ही हिम्मत है कि इतनी मेहनत करें। हमारे खड़े रहने पर शरीर का समूचा वजन भी उन्हें ही उठाना

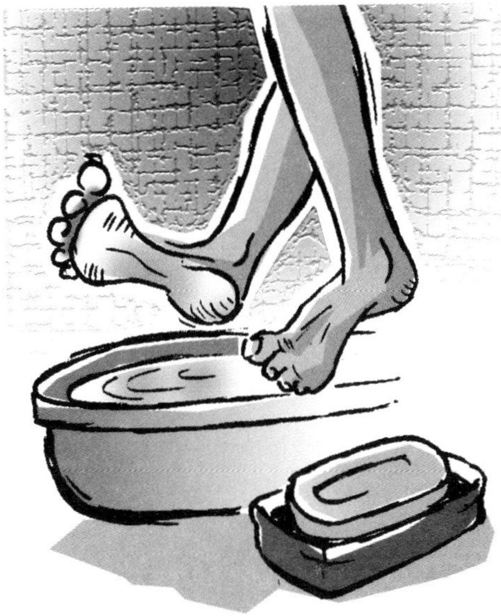

पड़ता है। हम सीधे खड़े हों तो आधा वजन दाएँ और आधा बाएँ पैर पर रहता है, पर जिस समय हम चलते हैं या दौड़ते हैं, उस समय शरीर का सारा-का-सारा वजन पहले एक पैर पर और फिर दूसरे पैर पर बदलता रहता है।

इसके लिए कुदरत ने पैरों की संरचना बहुत सोच-समझकर की है। पैर के जोड़, मांसपेशियाँ और तंतु-पेशियाँ (लिगामेंट) इस खूबसूरती से बने हैं कि जैसी भी सतह हो, वे अपने को उसके अनुकूल बना लेते हैं। पैर का लचीलापन और उसकी 'आर्च-नुमा' निचली सतह इसमें मुख्य भूमिका निभाते हैं।

इतना सब करते हुए हमारे पैरों को तकलीफ न हो, इसके लिए उनकी सही ढंग से देखभाल करते रहना जरूरी है। इसके लिए इन बातों पर अमल करें :

- सुबह नहाते समय और रात में सोने से पहले पैर जरूर धोएँ। इसके बाद उन्हें, खासतौर से उँगलियों के बीच के हिस्से को, मुलायम कपड़े से पोंछकर सुखा लें।
- सर्दियों में त्वचा मुलायम रखने के लिए पैरों पर मॉइश्चराइजिंग

लोशन लगाएँ, पर उँगलियों के बीच के हिस्से को छोड़कर।

- पैरों की उँगलियों के नाखून सीधे-सीधे काटें। नाखूनों के कोने काटने की कोशिश न करें। इसके लिए नेल-कटर या छोटी कैंची काम में लाएँ, ब्लेड या चाकू नहीं। यदि नाखून ज्यादा सख्त हों, तो गुनगुने पानी में एक चम्मच बोरेक्स डालकर दस मिनट के लिए पैर उसमें डुबो लें। इससे नाखून मुलायम हो जाते हैं।
- धूम्रपान और तंबाकू खाने से पैरों की रगों में खून का दौरा कमजोर हो जाता है। इसलिए तंबाकू से बचें।
- पैरों की त्वचा पर किणक (कॉर्न) का उभरना संकेत करता है कि उस भाग पर असामान्य दबाव पड़ रहा है या कोई चीज उस हिस्से से बार-बार रगड़ खा रही है। यानी जूते-सैंडल 'टाइट' हैं। उन्हें बदल लें। कॉर्न को ब्लेड से न काटें, बल्कि कॉर्न-कैप लगा लें। इससे यदि समस्या का हल नहीं होता, तो डॉक्टर से सलाह लें।

पैरों के कुछ सरल व्यायाम

पैरों की रगों में खून का स्वस्थ दौरा बनाए रखने और पेशियों की तंदुरुस्ती के लिए पैरों के कुछ सरल व्यायाम करते रहना बहुत उपयोगी है :

- पंजों के बल खड़े हों। दस तक गिनें। फिर एड़ी नीचे ले आएँ। यह क्रिया दस बार दोहराएँ।
- पंजों के बल फुर्ती से सीढ़ियाँ चढ़ें।
- हाथों को पीछे टेककर फर्श पर बैठें। फिर दोनों पैरों को बारी-बारी ऊपर उठाकर गोल-गोल घुमाएँ। पहले एक दिशा में, फिर दूसरी दिशा में।
- किसी दीवार से थोड़ा हटकर खड़े हो जाएँ। फिर दोनों हथेलियाँ दीवार पर टेक लें। पैर दीवार से थोड़ा दूर ही रहें। उनके तलवे जमीन से लगे रहें। टाँगें और पीठ सीधी रखते हुए

हाथों के सहारे शरीर दीवार की तरफ ले जाएँ और वापस लाएँ। यह व्यायाम भी दस बार करें। इससे पैरों में क्रैंप्स पड़ने की दिक्कत दूर होगी।

कैसे जूते-चप्पल पहनें

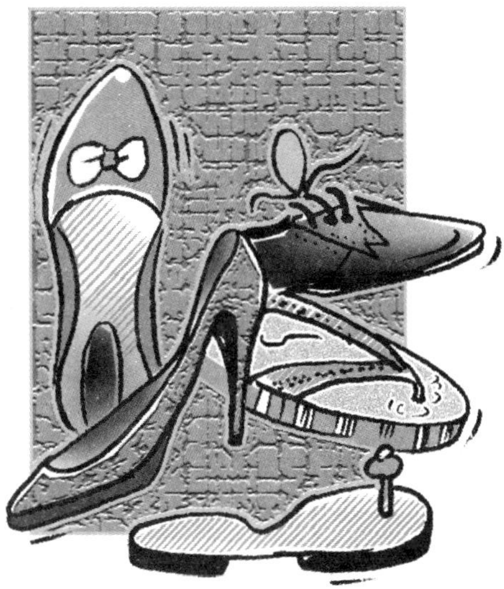

डिजाइनर फुटवियर पहनने की बजाय यह ध्यान रखना अधिक जरूरी है कि जो जूते-चप्पल पहनें, वे पैरों के लिए आरामदेह हों। अतः जूते-चप्पल खरीदते समय इन बातों का ध्यान जरूर रखें :

- जूते में इतना लचीलापन जरूर हो कि पैरों की लचक बनी रहे। जूते का अगला भाग, जहाँ पैर की उँगलियाँ आती हैं—मुलायम हो, ताकि उँगलियों के जोड़ों पर दबाव न पड़े। आर्च चापवाला हिस्सा ठोस हो, ताकि आर्च को पूरा सहारा मिल सके।
- फीतेदार या स्ट्रेपवाला जूता दूसरे जूतों के मुकाबले बेहतर रहता है। इसमें पैर अपनी जगह पर स्थिर बना रहता है, आगे की तरफ खिसकता नहीं और उँगलियाँ कड़े दबाव में आने से बची रहती हैं।
- जूता अपने पैर की बनावट के मुताबिक सही नाप का ही खरीदें। उसकी लंबाई पैर की लंबाई से एक सेंटीमीटर ज्यादा रहनी चाहिए और चौड़ाई इतनी कि उँगलियाँ उसमें घुटें नहीं। पंजा चौड़ा हो तो फैशन जो भी हो, सँकरे चोंचदार जूते हरगिज

न खरीदें। जूते खरीदने से पहले दोनों जूते पहनकर चलकर जरूर देख लें। यदि जूते का पिछला हिस्सा नीचे की तरफ सरक जाता है तो ये जूते आपके लिए ठीक नहीं।

- ऊँची एड़ीवाले जूते पैरों पर जोर डालते हैं, इसलिए बेहतर यही रहता है कि कम एड़ीवाले जूते पहनें। यदि दो इंच से ज्यादा एड़ीवाले जूते पहनें तो कोशिश करें कि उन्हें कम-से-कम समय के लिए ही पहनें।
- खेल-कूद, जॉगिंग के लिए आरामदेह स्पोर्ट्स जूते पहनना ही ठीक रहता है, ताकि पैर और उँगलियाँ आराम से 'साँस' ले सकें।

मांसपेशी की ऐंठन

उठते-बैठते, चलते-फिरते, खेलते-कूदते और कभी-कभी तो आराम करते हुए भी शरीर के किसी अंग की मांसपेशियाँ खुद ही इतनी जोर से ऐंठने लगती हैं कि दर्द के मारे बुरा हाल हो जाता है। इसे ही 'मस्क्यूलर क्रैंप' कहते हैं। यह तकलीफ अचानक ही उठती है और तब कुछ करते नहीं बनता। बस आदमी उसी जगह धम्म से बैठ जाता है।

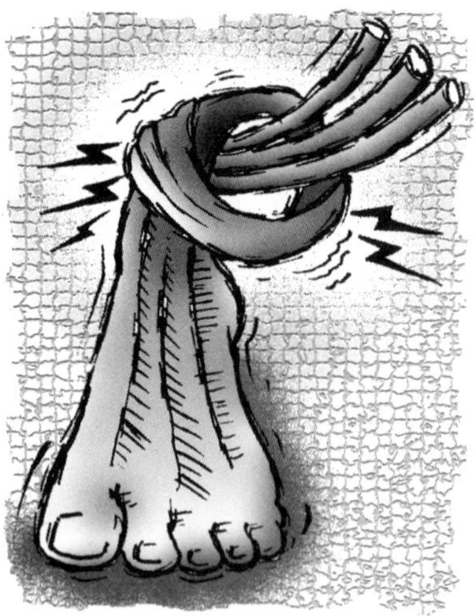

यह स्थिति कई कारणों से पैदा हो सकती है। शरीर में नमक (सोडियम), कैल्शियम मैग्नीशियम या विटामिन-ई की कमी हो जाए या खून का दौरा कमजोर हो जाए, तो क्रैंप्स पैदा हो जाते हैं। ऐसे में स्थिति को समझकर इलाज किया जाता है।

लेकिन कई मामलों में

पूरी छानबीन के बावजूद कोई कारण नहीं मिलता। क्रैंप से छुटकारा पाने के कई तरीके हैं। सबसे सरल यह है कि उन पेशियों को 'स्ट्रेच' करें, जो क्रैंप से घिर आई हैं। जैसे पिंडली की मांसपेशियों में क्रैंप उठे, तो एड़ी पर नीचे की तरफ जोर लगाएँ और पैर का अगला हिस्सा ऊपर की तरफ उठाएँ। इससे क्रैंप कुछ ही क्षणों में दूर हो जाएगा। मांसपेशी की मालिश करने से भी लाभ होता है। इसके लिए क्रैंप से पीड़ित पेशी को वैसे ही गूँधें जैसे आटा गूँधते हैं।

अगर लगे कि शरीर में नमक की कमी है, जैसा कि गर्मी के दिनों में खेल के मैदान में अक्सर होता है, तो एक गिलास पानी में नीबू निचोड़ें, चुटकी-भर नमक डालें और उसे पी जाएँ।

माइग्रेन का दर्द

हर सौ में से पाँच लोगों को होनेवाला माइग्रेन सिर में उठनेवाला भयंकर दर्द है। शुरू में यह आधे सिर में होता है, सिर की धमनियाँ फूल जाती हैं, जी मिचलाता है और उल्टी भी हो सकती है। ऐसे दौरे बार-बार होते रहते हैं। माइग्रेन की शुरुआत अक्सर किशोरावस्था या यौवन में होती है और प्रौढ़ वय तक पहुँचने पर यह रोग खुद शांत हो जाता है। तीन-चौथाई मामलों में समस्या वंशानुगत होती है और माइग्रेन परिवार के दूसरे सदस्यों को भी होता है। पुरुषों की बनिस्बत महिलाओं को यह रोग अधिक होता है।

माइग्रेन की पीड़ा हर मरीज में अलग ढंग से प्रकट होती है। कुछ को शुरू में आँखों के आगे रंग-बिरंगे तारे और टेढ़ी-मेढ़ी लकीरें दिखाई देती हैं। कुछ को होंठों, चेहरे, हाथ-पैरों में सरसराहट महसूस होती है, अंग सुन्न हो जाते हैं और उनमें ताकत नहीं रहती। जबान में भी लड़खड़ाहट आ सकती है। ये सभी लक्षण अस्थायी होते हैं और पाँच मिनट से आधे घंटे तक में दूर हो जाते हैं। इसके कुछ मिनट बाद सिर का दर्द उभर आता है, जिसकी तीव्रता धीरे-धीरे बढ़ती है। कई बार दर्द पूरे सिर में फैल जाता है। दर्द की चरम

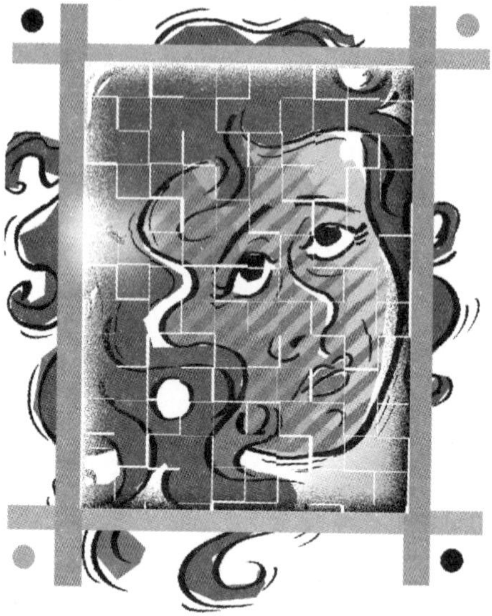

सीमा पर उबकाई और उल्टी भी हो सकती है।

माइग्रेन का दर्द कई चीजों से शुरू हो सकता है। अतिरिक्त मानसिक तनाव, डिप्रेशन, थकान, व्यायाम, तेज रोशनी, मौसम का परिवर्तन, उपवास, नींद पूरी न होने से भी कई लोगों को यह दर्द हो जाता है, स्त्रियों में मासिक धर्म और गर्भ निरोधक गोलियाँ भी तकलीफदेह साबित हो सकती हैं।

खाने-पीने की कुछ खास चीजें, जैसे—मदिरा, पनीर, चॉकलेट, तले हुए पकवान, चाइनीज फूड, सिरका, पका हुए केला, मशरूम, संतरा, नारंगी, प्याज, तेज चाय और कॉफी तथा दूध और दूध से बने पदार्थ भी दर्द जगा सकते हैं।

अनुभव से उन चीजों की पहचान की जा सकती है और उनसे बचकर दर्द से मुक्त रहने का प्रयास किया जा सकता है। दौरा शुरू होते ही दर्द निवारक दवा, जैसे—पैरासिटामोल (काल्पोल, क्रोसीन, मेटासिन, वगैरह), इब्यूप्रोफेन (ब्रुफेन, स्युगाफेन, इब्यूजेसिक, वगैरह) या प्रोक्सीवेन लेने से जल्द राहत पाई जा सकती है। कमरे की लाइट बंद कर और खिड़कियों पर परदा डालकर चुपचाप अँधेरे में

लेटने से भी आराम मिलता है। किसी रोगी को बार-बार माइग्रेन का दर्द उठे, तो डॉक्टर की सलाह लेनी चाहिए। माइग्रेन की रोकथाम के लिए उसे उपयुक्त दवा दी जा सकती है। प्रोप्रेनोलॉल, साइप्रोहेप्टाडिन, एमिट्रिप्टिलिन और क्लोनिडिन दवाएँ इस दृष्टि से उपयोगी हैं।

स्त्री-पुरुष के मस्तिष्क का अंतर

स्त्री और पुरुष के हाव-भाव, व्यवहार और कार्य-क्षमताओं का अंतर कई चीजों में साफ नजर आता है। मसलन, ज्यादा गुस्सा आने पर जहाँ पुरुष मरने-मारने पर उतारू हो उठता है, वहीं स्त्री अक्सर अपना गुस्सा बोल-बालकर ही ठंडा कर लेती है। पुरुष हिसाब-किताब और स्थान-विषयक समस्याएँ सुलझाने में अधिक माहिर होते हैं, तो

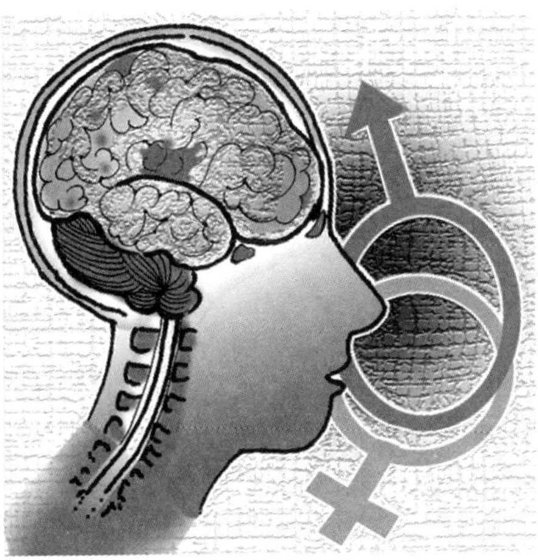

स्त्रियाँ बोलने-चालने में अधिक सक्षम होती हैं। वगैरह।

स्त्री और पुरुष के बीच के ये अंतर कई कारणों से हो सकते हैं; लेकिन संभव है कि स्त्री और पुरुष के मस्तिष्क ही अलग-अलग ढंग से कार्य करते हों। यह दिलचस्प सिद्धांत यूनिवर्सिटी ऑफ पेनसिलवेनिया के कुछ अनुसंधानकर्ताओं ने दिया है। इसका आधार

कुछ खास प्रयोग हैं, जिनमें पुरुषों और स्त्रियों की गतिविधियों का विशेष स्थितियों में अध्ययन किया गया।

रेडियोधर्मी ट्रेसर तत्त्व से लैस ग्लूकोस देकर उनके मस्तिष्क में उठ रही क्षण-प्रतिक्षण की हलचल का पूरा ब्यौरा अत्याधुनिक बिंबीकरण (इमेजिंग) तकनीक पॉजीट्रॉन इमिशन टोमोग्राफी (पी.ई.टी.) द्वारा प्राप्त किया गया। शोध का पूरा विवरण प्रतिष्ठित शोध पत्रिका 'साइंस' में प्रकाशित हुआ है।

रपट के मुताबिक पुरुष और स्त्री का मस्तिष्क प्रायः एक ही तरह काम करता है; लेकिन जहाँ भावनात्मक प्रतिक्रिया का प्रश्न उठता है, तो दोनों के बीच अंतर स्पष्ट दिखाई देता है। पुरुष में ऐसे समय में मस्तिष्क की लिंबिक प्रणालीवाला हिस्सा सक्रिय हो उठता है। यह प्रणाली हर स्तनपायी प्राणी में पाई जाती है और इसके उत्तेजित होने के मायने हैं कि प्राणी शारीरिक तौर पर उग्र होने के लिए तैयार है, जबकि ऐसी ही स्थितियों में स्त्रियों में मस्तिष्क का अधिक विकसित भाग, जो सिंगूलेट गायरस प्रणाली का आधार है, उत्तेजित दिखता है।

अध्ययन दल के अध्यक्ष डॉ. र्‍यूबन गर के अनुसार यह अंतर साफ दर्शाता है कि कुदरत ने आदमी और औरत के बीच मूल रूप से ही अंतर रच डाला है कि उत्तेजना के क्षणों में पुरुष शारीरिक उग्रता दिखाए, और स्त्री अपने स्वभाव के अनुकूल अधिक सभ्य ढंग से व्यवहार करे।

शोध में यह भी पाया गया है कि स्त्री में मस्तिष्क का बायाँ भाग अधिक सक्रिय होता है और इसीलिए उसकी वाक् क्षमता और पुरानी 'बातों की' स्मृति अधिक तेज होती है। दूसरी तरफ पुरुष दाएँ सेरिब्रल हेमिस्फियर के अधिक सक्षम होने से मशीनों पर काम करने और कल-पुर्जों की मरम्मत करने में अधिक निपुण होता है। वह गणित में भी प्रायः अधिक तेज होता है।

लेकिन इसका यह अर्थ कतई नहीं है कि हर चीज पूर्वनिर्धारित और अटल जैविक सत्य है। अपने प्रयासों से आदमी किसी भी क्षेत्र में निपुणता हासिल कर सकता है और अपने व्यवहार में भी सुधार ला सकता है।

बिगाड़िए नहीं लाड़ले का व्यक्तित्व

यदि आप किसी छोटे बच्चे की दादी, नानी, मौसी, बुआ या माँ हैं और आपका लाड़ला चलते-चलते (या मटकते-मटकते) किसी चीज से उलझकर या पैर लड़खड़ाने से गिर जाता है तो आप क्या करती हैं ?

यही न कि उसे झट से उठाकर गोदी में ले लेती हैं, उसका माथा चूमती हैं और उसे खुश करने के लिए दिखावे के तौर पर

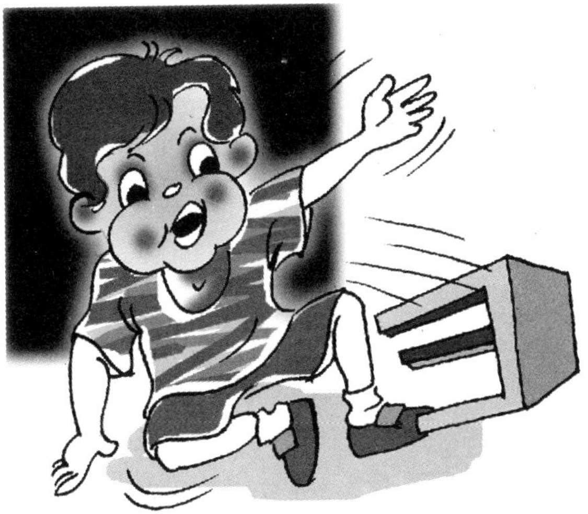

परदे, दीवार, पलंग, मेज या कुर्सी को एकाध हाथ जड़ने का नाटक भी कर देती हैं। या बच्चे को ही इसके लिए प्रेरित करती हैं कि वह अपना गुस्सा इन बेजान चीजों पर उतार ले।

आप शायद कहें, "हाँ, ठीक ही तो है, बच्चा इस खेल में उलझकर चुप हो जाए, हँस पड़े, इससे बेहतर क्या हो सकता है भला !"

लेकिन मनोवैज्ञानिक दृष्टि से यह व्यवहार बच्चे के जरा भी हित में नहीं है। इससे उसका कोमल बाल-मन गलत सीख पाता है। जीवन में अगर कदम लड़खड़ा जाए तो साहस कर कैसे खड़ा होना

होता है, यह सीखने की बजाय उसके अंदर यह गलत धारणा पैठ जाती है कि उसकी कमियों के लिए वह स्वयं नहीं, कोई दूसरा ही दोषी है। वह जीवन में स्वस्थ दृष्टिकोण विकसित नहीं कर पाता और हर समय या तो अपने आसपास के लोगों या फिर व्यवस्था में कमियाँ तलाशता रहता है।

इसीलिए कोशिश यही करें कि लाड़ले को शुरू से ही ठीक सीख मिले, ताकि उसका व्यक्तित्व खिल सके और वह अपनी कमियों का भी ठंडे मन से विश्लेषण करना सीख सके।

मिट्टी खाने से नहीं बनती पथरी

कई लोग मानते हैं कि बचपन में मिट्टी, पत्थर-कंकड़ खाने से ही आगे चलकर गुरदों या दूसरे अंगों में पथरी हो जाती है। लेकिन यह सोच बिलकुल बेबुनियाद है।

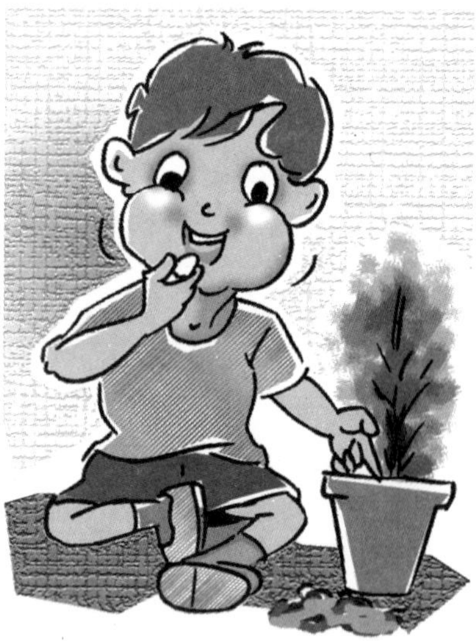

यद्यपि पथरी शरीर के कई अंगों में बन सकती है, लेकिन प्रमुख रूप से यह या तो पित्ताशय (गॉल ब्लैडर) या मूत्र प्रणाली यानी गुरदे, मूत्रवाहक नली और मूत्राशय में पायी जाती है। अलग-अलग अंगों में पथरी बनने के कारण भी अलग-अलग हैं। सूक्ष्म जैव-रासायनिक जाँच करने पर पता लगा है कि पथरी उन्हीं जैव-रसायनों से बनी होती है, जो या तो कुदरती तौर पर उस अंग में पाए जाते हैं, या बनते हैं या उससे होकर गुजरते हैं। सामान्य स्थिति में ये रसायन घुलनशील अवस्था में रहते हैं, पर विकारमय स्थिति में अलग छिटककर ठोस रूप अख्तियार कर

लेते हैं और पथरी में बदल जाते हैं।

यह सोच भी बिलकुल गलत है कि डॉक्टर कोई ऐसी दवा दे सकता है, जिससे बच्चा मिट्टी खाना छोड़ दे। दरअसल मिट्टी खाने के इस विकार 'पाइका' का आधार क्या है और बच्चा ऐसा क्यों करता है, यही अब तक किसी को स्पष्ट नहीं है। समझा जाता है कि यह बच्चे में असुरक्षा बोध का प्रतीक होता है। दो वर्ष की उम्र तक बच्चे के लिए हर चीज मुँह में ले जाना सामान्य है, पर दूसरा जन्मदिन मनाने के बाद भी उसकी आदत बनी रहे, तो यह संकेत करता है कि बच्चा अपने को बहुत अकेला और स्नेह-रिक्त महसूस कर रहा है।

कलेजे में जलन : कैसे बचें, क्या करें

कलेजे में जलन उठना बहुत आम समस्या है। किसी दिन दो-चार प्याले चाय ज्यादा हो जाए, तीखा भोजन ले लें तो ऐसा हो जाता है, पर जलन बार-बार उठे तो समझ लेना चाहिए कि खाने की नली (फूड पाइप) दुरुस्त नहीं है और उसमें आमाशय से तेजाब आ-जा रहा है।

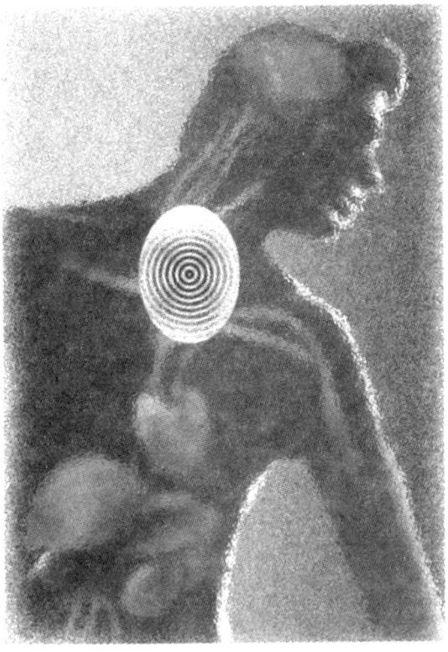

दरअसल हमारी खाने की नली और आमाशय के बीच पेशी का एक वाल्व होता है, जो सामान्य रूप से चीजों को खाने की नली से आमाशय की ओर ही जाने देता है। उससे गुजरकर ही खाने-पीने की चीजें आमाशय में पहुँचती हैं। यह वाल्व उन्हें फिर वापस खाने की नली में नहीं लौटने देता। लेकिन कई बार, कुछ चीजें इस वाल्व में बिगड़ाव पैदा कर देती हैं, जिससे आमाशय में बना अम्ल खाने की नली में जाने लगता है। खाने

की नली की नाजुक अंदरूनी सतह यह जुल्म सह नहीं पाती और नतीजतन कलेजे में जलन और दर्द होने लगता है।

कई प्रकार की खाने-पीने की चीजें और कुछ दवाएँ भी वाल्व में बिगड़ाव लाकर जलन पैदा कर सकती हैं। बस, गनीमत इतनी है कि यह बिगड़ाव कुछ ही देर तक रहता है और कुछ सरल उपायों से जल्द ठीक हो जाता है।

किसी को बार-बार जलन उठती हो, तो उसे तली हुई वसादार चीजों; टमाटर, संतरा, मौसमी और नींबू का रस; चॉकलेट और पिपरमिंट; चाय, कॉफी, कोल्ड ड्रिंक्स, मदिरा और धूम्रपान से सावधान रहना चाहिए। यही नियम कुछ दवाओं, जैसे—एंटिबायटिक टेट्रासायक्लिन, प्रशांतक (ट्रेंक्यूलाइजर) दवा वैलियम (डायेजीपाम), दमा की दवाओं, जैसे—थीयोफायलिन, हृदय रोग की कुछ दवाओं, गर्भ-निरोधक गोलियों और विटामिन-सी पर भी लागू होता है।

इसके अलावा कुछ छोटी-छोटी सावधानियाँ अमल में लाना भी सार्थक हो सकता है, जो इस प्रकार हैं :

- भरपेट भोजन करने की बजाय सीमित मात्रा में थोड़ा-थोड़ा खाएँ।
- रात का खाना बिस्तर में लेटने से कम-से-कम दो घंटे पहले ग्रहण कर लें।
- खाना खाने के बाद कुछ देर सीधा बैठें, लेटें नहीं। नीचे की तरफ भी न झुकें।
- शरीर भारी हो तो वजन कम करें।
- रात में सोते हुए जलन उठती हो, तो सिरहाना पलंग के पाए से चार से छह इंच ऊँचा कर दें, ताकि शरीर का ऊपरी भाग ऊपर उठा रहे।
- कभी-कभार जलन उठे तो डायजिन सरीखी कोई एंटि-एसिड भी ले सकते हैं। मगर बार-बार जलन हो और आराम न आए तो डॉक्टर को दिखाएँ। कोई गंभीर बात भी हो सकती है।

गरमा-गरम खाएँ, लेकिन सोच-समझकर

गरमा-गरम गुलाब जामुन, प्लेट से भाप उठाते सिजलर, गरम-गरम कढ़ाई का दूध ! कुछ चीजों का मजा ही उन्हें गरमा-गरम खाने में है। लेकिन इटली और ब्रिटेन में हुए कुछ वैज्ञानिक अध्ययनों से पता चला है कि यह आदत सेहत के लिए अच्छी नहीं है। इससे

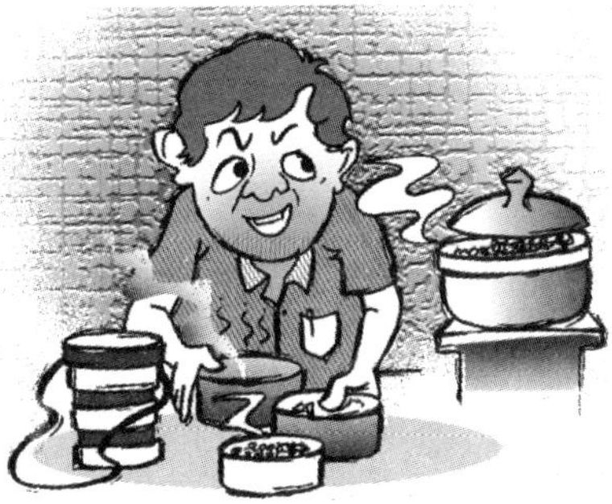

पेट में जख्म हो सकते हैं और अल्सर तथा पेट का कैंसर होने की आशंका बढ़ जाती है। अध्ययनों में पाया गया कि 'स्टीमिंग हॉट' चाय-कॉफी पीनेवालों में आम लोगों की बनिस्बत पेप्टिक अल्सर अधिक होता है। आँकड़ों के मुताबिक यह आदत आमाशय में कैंसर के शुरू होने का कारण भी बन सकती है।

एंजाइना, गैस या पेशी का दर्द

भोजन करने के बाद सीने में दर्द उठे तो उसे अक्सर ही गैस की तकलीफ समझ लिया जाता है और चूर्ण, पाचक गोलियाँ, सोडा, नींबू पानी की पूरी आजमाइश करने के बाद भी यदि दर्द नहीं जाता तभी लोग डॉक्टर के पास जाते हैं। इसी प्रकार कसरत करने के बाद छाती में दर्द उठे तो मान लिया जाता है कि यह मांसपेशी के खिंचने से है।

ईश्वर करे बात इतनी सी ही हो, लेकिन ऐसी अटकलें लगाना खतरे से खाली नहीं। इसमें जान भी जा सकती है। यह सीने का

दर्द दिल की बीमारी का लक्षण भी हो सकता है। इस बारे में न सिर्फ आम आदमी, बल्कि डॉक्टरों को भी सजग रहने की जरूरत है। कई बार तो अच्छे-अच्छे विशेषज्ञ भी ठीक डायग्नोसिस नहीं कर पाते और ई.सी.जी. भी सामान्य होता है, जबकि रोगी को दिल का दौरा पड़ चुका होता है। इसीलिए अच्छा यही है कि पूरी सावधानी बरती जाए और सीने के दर्द के हर मामले को पूरी गंभीरता से लिया जाए। यह बात सुबह के समय उठनेवाले दर्द पर खासतौर से लागू होती है।

सर्दी-जुकाम : क्या करें, क्या न करें

न सिर्फ ठंड के दिनों में बल्कि किसी भी ऋतु में सर्दी-जुकाम हो जाना आम बात है। पर इस मामूली दिखनेवाले रोग का इलाज सचमुच टेढ़ी खीर है। कोई भी दवा ले लें, यह अपनी 7-10 दिन की मीयाद पूरी करके ही पीछा छोड़ता है। इसलिए यदि जुकाम हो जाए, तो दवाओं पर कम, प्राकृतिक चिकित्सा पर जोर देने में ज्यादा समझदारी है। इसके मूल नियम इस प्रकार हैं :

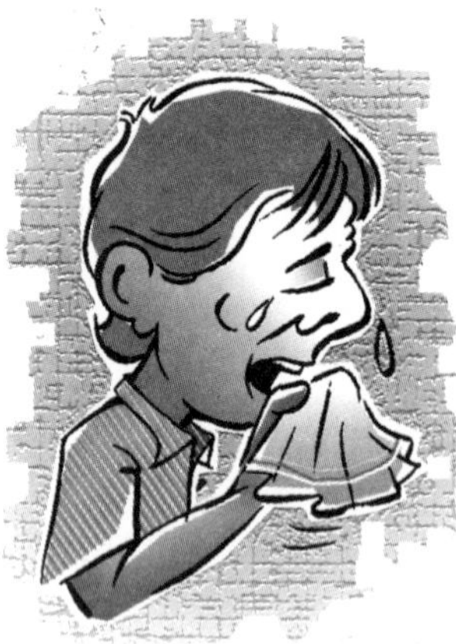

- बड़ी मात्रा में तरल पदार्थ लें। पानी, जूस और सूप इस दृष्टि से उपयोगी हैं। उनका बार-बार सेवन करें। इससे भीतर जमी बलगम पतली हो जाएगी और उसे निकलने में आसानी होगी।
- कमरे में हीटर/गैस स्टोव पर पानी का पतीला रख पानी को खौलने दें। कमरे में उड़नेवाली भाप आराम पहुँचाएगी।
- कमरे में रूम-हीटर चलाकर रखना ठीक नहीं। इससे हवा में वाष्प की मात्रा घट जाएगी, जिससे नाक और गले में अधिक तकलीफ होगी।

- हमेशा के लिए नहीं, तो कम-से-कम कुछ दिनों के लिए धूम्रपान त्याग दें। बीड़ी-सिगरेट पीने से तकलीफ बढ़ सकती है और संक्रमण फेफड़ों में जा सकता है।
- खूब आराम करें और हल्का, संतुलित आहार लें। इससे तकलीफ की मीयाद घटेगी और जल्दी आराम आएगा।
- डॉक्टर की सलाह के बगैर कोई दवा न लें। यह बात एंटिबायटिक्स पर विशेष रूप से लागू होती है। आमतौर से सर्दी-जुकाम में इनकी कोई जरूरत नहीं होती।

गले की खराश

गले में खराश हो जाना एक आम बात है। फ्लू के साथ, प्रदूषित हवा में रहनेवालों में और शादी-ब्याह के दिनों में गला पकड़ा ही जाता है। ऐसे में आराम पाने के कुछ सरल नुस्खे हैं। चाहें तो आजमाकर देख लें :

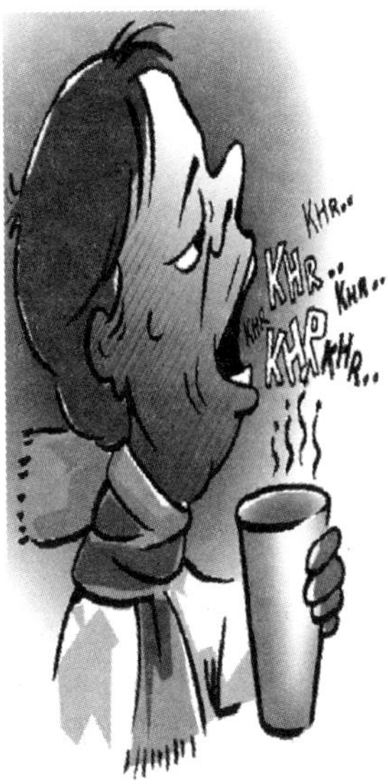

- नमक के गुनगुने पानी से दिन में चार-पाँच बार गरारे करें। इसके लिए एक कप पानी में एक-चौथाई चम्मच नमक डालें।
- विक्स/स्ट्रेपसिल्स जैसी गोलियाँ गले को ठंडक और राहत दिलाती हैं। उनका प्रयोग करें। यह न सोचें कि उनका कोई बुरा असर होगा।
- कमरे में हीटर पर पानी रखकर उसे खौलने दें, ताकि कमरे में वाष्प की मात्रा बढ़ जाए। 'ह्यूमिडीफायर' यंत्र भी यही काम करता है।
- यदि दर्द हो, तो पैरासिटामोल या निमूलिड ले सकते हैं। एस्प्रिन माफिक आती हो तो उसकी दो गोलियाँ (जो कोटेड हों, जैसे डिस्प्रिन) गुनगुने

पानी में घोलकर गरारे करें और पी जाएँ। इससे दोहरा लाभ पहुँचेगा—गरारे करने से गले की पीड़ा और सूजन दूर होगी और निगल लेने से दवा जज्ब होकर दोबारा अपना असर दिखाएगी।

लेकिन शुरू से ही तकलीफ बढ़ी हुई हो, उसे पाँच-सात दिन से अधिक हो जाएँ या टॉन्सिल में सूजन आ जाए, तो डॉक्टर को जरूर दिखा लें।

खाँसी में खून

अक्सर ही लोग खाँसी के साथ खून की जरा सी छींट आते ही घबरा जाते हैं। उन्हें लगता है कि जरूर कोई खतरनाक रोग हो गया है। उनके मन में एक तरफ टी.बी. तो दूसरी तरफ कैंसर का भय उठने लगता है। कई बार डॉक्टर की सलाह लेने के बजाय वे भीतर-ही-भीतर चिंता से घुटते रहते हैं।

यदि किसी व्यक्ति का गला खराब हो, जुकाम हो या ब्रांकाइटिस हो जाए, तो बलगम में खून की छींट आना प्रायः कोई अर्थ नहीं रखता और इससे घबराना नहीं चाहिए।

लेकिन ऐसा अकारण या बार-बार हो या साथ में दूसरा कोई लक्षण हो, तब डॉक्टर से सलाह लेना ही अच्छा है; मन-ही-मन परेशान होना ठीक नहीं।

बच्चों में गला खराब होना

र्‍यूमेटिक हृदय रोग बच्चों और युवाओं में होनेवाली दिल की सबसे आम बीमारी है। इसमें दिल का एक या ज्यादा वाल्व खराब हो जाता है। उसमें सिकुड़न आ जाती है या ठीक से खुलने-बंद होने की जगह वह रिसने लगता है। इससे दिल सुचारु रूप से काम नहीं कर पाता और लगातार दबाव पड़ने से धीरे-धीरे फेल होने लगता है। ऐसे में जीवन बचाने के लिए दिल का ऑपरेशन करना जरूरी हो जाता है। आपरेशन में या तो बीमार वाल्व की मरम्मत कर

दी जाती है या उसे बदल दिया जाता है।

पर शुरू से ध्यान दिया जाए, तो दिल को इस रोग से बचाया जा सकता है।

दरअसल, यह रोग पाँच से पंद्रह साल की उम्र में गला खराब होने से जन्म पाता है। स्ट्रेप्टोकोकाई-ए बैक्टीरिया से रुँधा हुआ गला या टॉन्सिल की सूजन से ही रूयुमेटिक बुखार होता है जिसका प्रकोप दिल पर पड़ता है। अध्ययनों से पता चला है कि स्कूली बच्चों में गला खराब होने का हर दसवाँ मामला इसी बैक्टीरिया के कारण होता है। यदि शुरू में ही इसका इलाज हो जाए, बैक्टीरिया से लड़ने के लिए बच्चे को एंटीबॉयटिक दवा मिल जाए, तो रूयुमेटिक बुखार और रूयुमेटिक हृदय रोग होने की आशंका लगभग खत्म हो जाती है। ऐसे में लापरवाही बरतना कतई ठीक नहीं रहता, न ही घरेलू नुस्खों पर आस्था बनाए रखना फायदेमंद होता है।

बच्चे का गला खराब हो, टॉन्सिल सूज जाएँ और बुखार आए, तो उसका सही-सही डॉक्टरी इलाज कराएँ। यह छोटी सी सावधानी उसके दिल के लिए वरदान सिद्ध हो सकती है।

मंप्स की बात

मंप्स एक विशेष प्रकार के वायरस से होनेवाला रोग है। यह प्रायः पाँच से पंद्रह वर्ष की आयु में होता है। इसमें कान के ठीक नीचे और जबड़े के ऊपर पेरोटिड लार-ग्रंथि में सूजन आ जाती है। बुखार आता है और सूजन के कारण ही मुँह खोलने तथा खाने-पीने में तकलीफ होने लगती है। अक्सर यह सूजन पहले एक तरफ, और फिर, दूसरी तरफ भी हो जाती है।

आज मंप्स से बचाव के लिए टीका उपलब्ध है। इसे बच्चे को 9 से 12 महीने की उम्र में लगवाया जा सकता है। यह टीका यदि न लगा हो और बच्चे को मंप्स हो जाएँ तो न तो कुम्हार से सिंकाई करवाने में ही कोई लाभ है, न पड़ोसन से उसका हार

माँगकर बच्चे को पहनाने में।

मंपूस की सूजन बिना किसी दवा के दस-बारह रोज में खुद-ब-खुद गायब हो जाती है। बुखार और दर्द के लिए बच्चे को कोई दर्द-निवारक दवा, जैसे—पैरासिटामोल या ब्रुफेन दे सकते हैं। इस बीच उसे नर्म, पौष्टिक आहार दें और उसका मुँह साफ रखें।

आँख से आँख मिलाने से नहीं आती 'आँख'

वायरल कंजंक्टिवाइटिस आई फ्लू या आँख आने का ही दूसरा नाम है। यह वायरस के संक्रमण से पैदा होनेवाली आँख की बाहरी सतह (कंजंक्टाइवा) की सूजन है। यह रोग कैसे फैलता है, इस बारे में हमारे बीच तरह-तरह की गलतफहमियाँ व्याप्त हैं। अक्सर समझा

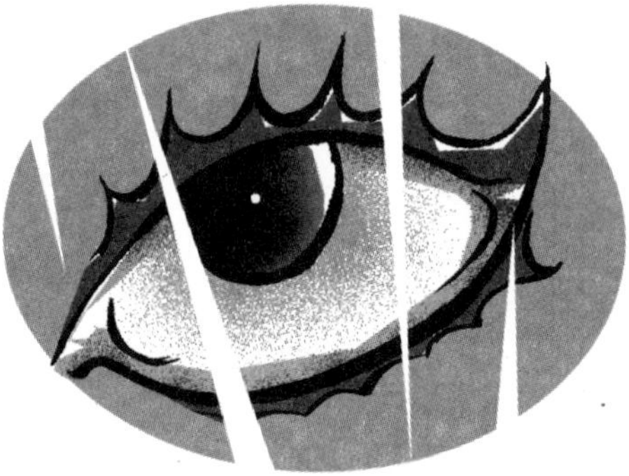

जाता है कि रोगी की आँख की तरफ देखने से ही रोग एक आँख से दूसरी आँख में पहुँच जाता है। इसीलिए लोग कंजंक्टिवाइटिस के रोगी से आँख नहीं मिलाते और दूसरों को भी यह सावधानी बरतने की सलाह देते हैं। लेकिन कंजंक्टिवाइटिस इस प्रकार नहीं फैलती। यदि ऐसा होता तो सारा-का-सारा शहर इसके चंगुल में आ जाता।

कंजंक्टिवाइटिस फैलती है—रोगी की आँख से रिसते पानी या स्राव से, जिसमें विषाणु बड़ी तादाद में होते हैं। रोगी जब कभी अपनी आँख मलता है या रुमाल या तौलिए से उसे पोंछता है,

तब ये विषाणु उसकी उँगलियों, रुमाल या तौलिए पर चिपक जाते हैं। रोगी अब जहाँ-जहाँ हाथ रखता है, जैसे—हैंडल, चिटकनी, नलके पर, वहाँ-वहाँ विषाणुओं का राज हो जाता है। इसी प्रकार सोते वक्त उसकी आँख से रिसे स्राव से तकिए के गिलाफ और चादर पर भी विषाणु पहुँच जाते हैं। कंजंक्टिवाइटिस इसी प्रकार फैलती है। उससे बच पाना आसान नहीं होता। जाने-अनजाने विषाणुओं से संपर्क हो ही जाता है, मगर कुछ सावधानियाँ अमल में लाना वैज्ञानिक है :

- किसी की 'आँख' आई हों तो उससे सीधे संपर्क में आने से बचें, न ही उससे हाथ मिलाएँ। रोगी को ही चाहिए कि वह खुद ही हाथ आगे न बढ़ाए।
- जिन दिनों यह रोग फैला हो, भीड़वाली जगहों पर जाने से बचें।
- स्विमिंग पूल, नदी-पोखर और तालाब में तैरने-नहाने के लिए न जाएँ।
- अपना रुमाल और तौलिया तथा बिस्तर हमेशा अलग रखें।
- दिन में पाँच-छह बार साबुन और पानी से हाथ धोएँ, ताकि उँगली पर विषाणु आएँ भी तो धुल जाएँ। आँख तक न पहुँचें।
- आँख में किरकिरी लगे तो उँगली या हाथ से न मलें। साफ रुमाल इस्तेमाल करें।
- यदि 'आँख' आ जाए, तो सार्वजनिक जगहों पर न जाएँ और घर पर ही आराम करें। बच्चे की 'आँख' आई हो तो उसे स्कूल न भेजें, न ही उसे दूसरे बच्चों के साथ खेलने के लिए भेजें। इससे संक्रमण की कड़ी टूट सकेगी।

आँख आने पर क्या करें ?

कंजंक्टिवाइटिस हर किसी का जाना-पहचाना रोग है। इसकी शुरुआत आँख में किरकिराहट से होती है, फिर आँख लाल हो जाती है

और उससे पानी जाने लगता है। सुबह उठने पर पीब से पलकें आपस में चिपकी होती हैं और उनमें सूजन आ जाती है। अक्सर यह रोग एक आँख से शुरू होता है, फिर दूसरी आँख में फैल जाता है।

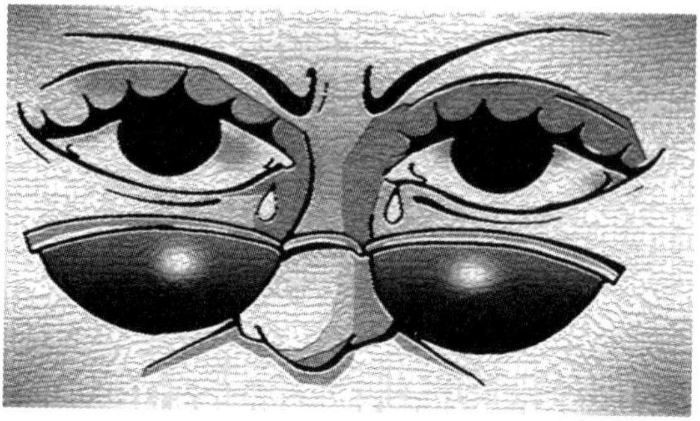

लेकिन प्रथम लक्षण दिखते ही, इलाज शुरू कर देने से रोग का प्रकोप कम किया जा सकता है।

आँखों को दिन में तीन-चार बार स्वच्छ जल से धोएँ। इसके लिए एक गिलास पानी में चुटकी-भर नमक डालें और उसे उबाल लें, फिर ठंडा होने दें। रुई के फाहे या छोटे-छोटे कपड़े के टुकड़े लेकर उन्हें भी उबाल लें और फिर ठंडा होने दें। हाथ साबुन से अच्छी तरह धो लें। रोगी को इस प्रकार एक करवट लिटाएँ कि उसकी स्वस्थ आँख नीचे की तरफ आ जाए।

पहले इस स्वस्थ आँख को ही साफ करें। उबले हुए रुई के फाहे में पानी लेकर उसे नाक के किनारे की तरफ से आँख में डालना शुरू करें। गंदे पानी को इकट्ठा करने के लिए आँख के नीचे की तरफ बरतन रख दें। फिर साफ फाहे से आँख पोंछ दें और फाहे को इस्तेमाल के बाद फेंक दें, दूसरी आँख के लिए उसे इस्तेमाल न करें।

अब रोगी का सर दूसरी तरफ मोड़ दें, ताकि उसकी छुतहा आँख नीचे की तरफ आ जाए। इसे भी इसी विधि से धोएँ। पलकें आपस में चिपकी हों, तो उन्हें खोलने के लिए जबर्दस्ती न करें। पहले आँख को उबले हुए गुनगुने पानी से गीला करें। इससे पीब

के खुरंड ढीले पड़ जाएँगे और आँख आसानी से खुल सकेगी।

रोगी की आँख साफ करने के बाद अपने हाथ साबुन से अच्छी तरह धो लें।

डॉक्टर की सलाह से आँखों में बार-बार एंटीबॉयटिक आईड्राप्स, जैसे—सिप्रोफ्लॉक्सासिलिन, सायसोमायसीन, नॉरफ्लोक्स वगैरह की दो-दो बूँदें डालते रहें। अपनी दवा की शीशी बिलकुल अलग रखें, उसे किसी दूसरे को इस्तेमाल न करने दें।

आँख की सूजन दूर करने के लिए भी डॉक्टर दवा दे सकता है।

आँखों को चौंधियाने से बचाने के लिए गहरे रंग की ऐनक पहनें।

आँखों को मलें नहीं। कभी भी आँख छुएँ तो हाथ साबुन से जरूर धो लें। वरना रोग घर में दूसरे लोगों को भी हो जाएगा।

रोगी का रुमाल, तौलिया, बिस्तर गरम पानी में उबालें ताकि विषाणुओं को फैलने का कम-से-कम मौका मिले।

ट्रेकोमा और आँखें

ट्रेकोमा आँख की आम बीमारी है, जिसे गुजरात में **खील,** पंजाब में **कुक्करे** तथा उत्तर प्रदेश और उसके आसपास के क्षेत्रों में **रोहे** और **कुथई** के नाम से जाना जाता है।

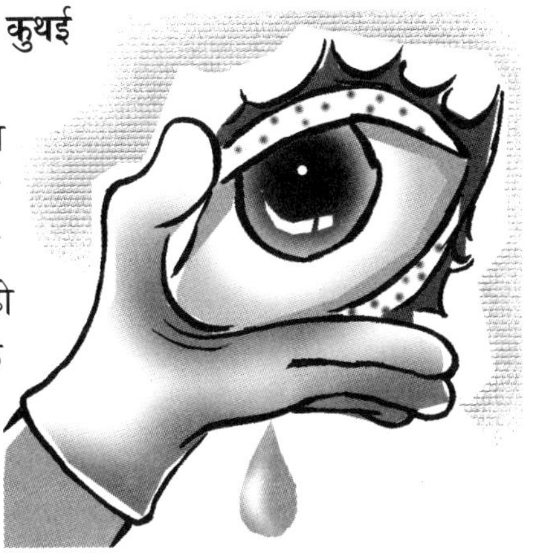

यह रोग आँख में 'क्लेमिडिया ट्रेकोमेटिज' नामक बैक्टीरिया के संक्रमण से होता है। इसकी शुरुआत किसी भी उम्र में हो सकती है, पर बचपन की नाजुक उम्र में यह आशंका सबसे अधिक होती है, चूँकि पाँच साल तक आँख की प्राकृतिक

बचाव प्रणाली ठीक से विकसित नहीं हो पाती।

रुग्ण आँख से रोग के शुरू में जानेवाला स्राव ही इस रोग को फैलाता है। इस स्राव में ट्रेकोमा के रोगाणु बड़ी तादाद में होते हैं। इनके संपर्क में आने से यह रोग हो जाता है। एक साथ सोने या रोगी का तकिया, तौलिया, रुमाल, बिस्तर इस्तेमाल करने से यह रोग परिवारजनों में फैल जाता है। काजल-सुरमा डालनेवाली सलाई या उँगली से भी रोग फैल सकता है। इसी प्रकार मक्खियाँ भी रोग को फैलाती हैं।

सबसे पहले यह बैक्टीरिया आँख की सतह पर स्थित पारदर्शी झिल्ली (कंजंक्टाइवा) में घर करते हैं, फिर बढ़ने लगते हैं। संक्रमण के लगभग एक महीने बाद आँख में हल्की लाली आ जाती है और जलन महसूस होती है। पलकों के भीतर उबले हुए साबूदाने की शक्ल की छोटी-छोटी गुलाबी गाँठें उभर आती हैं। इनकी शुरुआत अक्सर ऊपर की पलक से होती है। अब तक रोगी अक्सर कोई खास परेशानी अनुभव नहीं करता, सिर्फ आँख में किरकिरापन महसूस होता है। लेकिन कभी-कभी ट्रेकोमा के साथ आँख में दूसरे बैक्टीरिया पहुँच जाने से तकलीफ अचानक बढ़ जाती है—आँख में लाली आ जाती है, आँख से स्राव होने लगता है और सोकर उठने पर पलकें स्राव से चिपकी होती हैं।

अधिकतर मामलों में ट्रेकोमा धीरे-धीरे बढ़ता है। पुतली के आगे, पारदर्शी कॉर्निया के ऊपरी भाग में छोटी-छोटी रक्त-वाहिकाएँ फूट पड़ती हैं, जो धीरे-धीरे नीचे की तरफ फैलती जाती हैं, कार्निया की चमक नष्ट होती जाती है। कंजंक्टाइवा और कॉर्निया के परस्पर मिलन-स्थल पर छोटे-छोटे दाने उभर आते हैं। रक्त-वाहिकाओं का फुटाव और फैलाव जारी रहने पर कार्निया की पारदर्शिता बिलकुल नष्ट हो जाती है। कुछ मामलों में कॉर्निया पर छोटे-छोटे जख्म भी हो जाते हैं। नतीजतन आँख से पानी आने लगता है और तेज रोशनी में आँखें चौंधियाने लगती हैं।

पलक में रोग आने से पलकें भारी हो जाती हैं और उनकी आकृति बिगड़ जाती है। कुछ रोगियों की पलकें भीतर की तरफ

मुड़ जाती हैं। इससे पक्ष्क (पलक के बाल) कॉर्निया से रगड़ खाने लगते हैं और उसकी पारदर्शिता को नष्ट कर देते हैं।

परिणामस्वरूप दृष्टि धुँधली हो जाती है और कुछ लोग तो बिलकुल दृष्टिविहीन भी हो जाते हैं।

ट्रेकोमा का इलाज मुश्किल नहीं है। कोई समय से इलाज शुरू कर दे तो आँख बिलकुल स्वस्थ हो जाती है। नेत्र-विशेषज्ञ की सलाह के मुताबिक आँखों में दिन में तीन-चार बार सोडियम सल्फासेटामाइड ड्रॉप्स डालने और सोने से पहले एक प्रतिशत टेट्रासाइक्लीन मरहम डालने से रोग दो महीने के भीतर नियंत्रण में आ जाता है। कुछेक रोगियों को खाने की एंटिबायटिक्स भी लेनी पड़ती हैं। इलाज रोग के बिलकुल ठीक हो जाने तक जारी रखना जरूरी होता है। समय से इलाज शुरू कर देने से रोग फैलता नहीं।

आँख की एलर्जी है स्प्रिंग कटार

स्प्रिंग कटार आँखों का एक विचित्र विकार है। खास बात यह है कि यह सिर्फ गरमियों में होता है और इसमें आँख को नजला हो जाता है। आँखों से चिपचिपा स्राव जाता है, उनमें जलन और खुजलाहट होती है और वे लाल हो जाती हैं। लेकिन कंजंक्टिवाइटिस की तरह यह रोग संक्रामक नहीं होता।

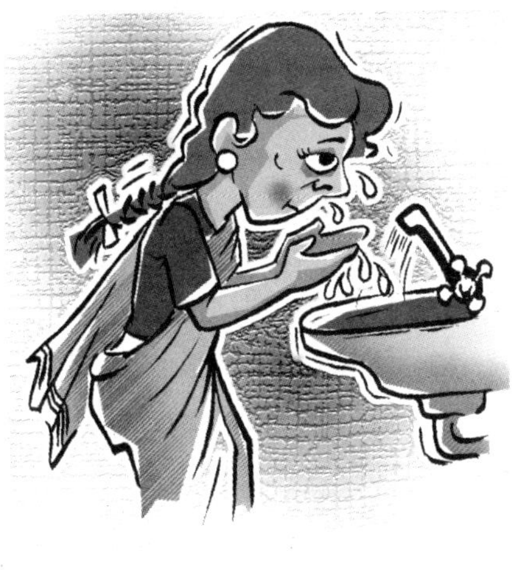

स्प्रिंग कटार आँख की एलर्जी है। यह हवा में उपस्थित कुछ चीजों के प्रति आँख की अति संवेदनशीलता को प्रकट करती है। यह मुख्यतः बच्चों को होती है और लड़कियों की बनिस्बत लड़कों में अधिक पायी जाती है। अक्सर

यह रोग कुछ सालों तक हर साल गरमी में परेशान करने के बाद खुद ही खत्म हो जाता है। इससे छूटने के बाद आँखें पूरी तरह स्वस्थ हो जाती हैं और उनमें पूर्व रोग के कोई लक्षण नहीं रहते।

स्प्रिंग कटार वसंत का नहीं गरमियों का विकार है, अप्रैल में गरमी शुरू होते ही यह प्रकट हो जाता है और फिर पूरी गरमी तकलीफ देता है। लेकिन जैसे ही मौसम बदलता है और गरमियों से जान छूटती है, यह अपने आप शांत हो जाता है। यही क्रम अगले कई वर्ष तक चलता है।

आँखों से पानी जाता है, जलन और खुजलाहट होती है, रोशनी में आँख चुँधिया जाती है और उससे सफेद रंग का चिपचिपा धागे जैसा स्राव निकलता है। यह स्राव छुतहा नहीं होता और न ही इससे रोग दूसरे को लगता है।

यह रोग दो प्रकार का होता है—एक, जिसमें विकार पलकों के भीतर छुपा होता है। और दूसरा, जो श्वेतपटल और स्वच्छमंडल के संधि-क्षेत्र पर होता है। पहली किस्म में ऊपरी पलक की अंदरूनी सतह पर दूधिया रंग की छोटी-छोटी गाँठें बन जाती हैं। ये ऊपर से चपटी होती हैं और भीतर से सख्त। इसी तरह की गाँठें निचली पलक में भी हो सकती हैं। दूसरी किस्म में स्वच्छमंडल और श्वेतपटल के संधि-स्थल पर सफेद दूधिया रंग की छोटी-छोटी गाँठें उभर आती हैं।

स्प्रिंग कटार का कोई स्थायी इलाज नहीं है, मगर सटीक इलाज से इसकी तीव्रता अवश्य कम की जा सकती है।

ठंडे पानी से आँखें धोने और उन पर बर्फ का सेंक करने से चैन मिलता है। इससे जलन और खुजलाहट दूर हो जाती है।

आँखों में नेत्र चिकित्सक की सलाह से स्टीयरॉयड ड्रॉप्स और मलहम डालना लाभदायक साबित होता है। यह इलाज रोग की सक्रियता के अनुसार कई दिन तक चलता है। इससे रोग दब जाता है।

एंटिबायटिक दवाएँ स्प्रिंग कटार में उपयोगी नहीं होतीं। सल्फा-सीटामाइड सोडियम (लोक्यूला, एल्ब्यूसिड, ऐड्रेमाइड) से भी कोई लाभ

नहीं होता। उनके प्रयोग से आँख पर बुरा असर भी पड़ सकता है, इसलिए उनसे परहेज ही बरता जाता है।

कई मामलों में डाइसोडियम क्रोमोग्लाइकेट (इफराल, फिनटॉल) नेत्र ड्राप्स उपयोगी साबित होती हैं। इन दवाओं का काम एलर्जी की प्रक्रिया को रोकना है। यह दवा लक्षण शुरू होने से पहले ही शुरू करनी होती है। जिन रोगियों में यह पता चल जाता है कि रोग कब शुरू होता है उनमें इसे आजमाया जा सकता है।

गहरे रंग का चश्मा पहनने से भी आँखों को आराम मिलता है। इससे आँखें रोशनी की चौंध से बची रहती हैं और ठंडक महसूस करती हैं।

'लो' ब्लड-प्रेशर का इलाज चुटकी-भर नमक

ब्लड-प्रेशर का 'लो' होना आज एक प्रचलित रोग है। हर उम्र के स्त्री और पुरुष अपने को इससे आक्रांत बताते हैं। शहर की आपा-धापी और तनाव-भरे जीवन में तरह-तरह की व्याकुलता, अवसाद और दुश्चिंताएँ दिलोदिमाग को इतना थका देती हैं कि हर समय कमजोरी बनी रहती है और डॉक्टर भी पूरी समस्या को समझने के बजाय पूरा दोष 'लो' ब्लड-प्रेशर पर थोप देते हैं।

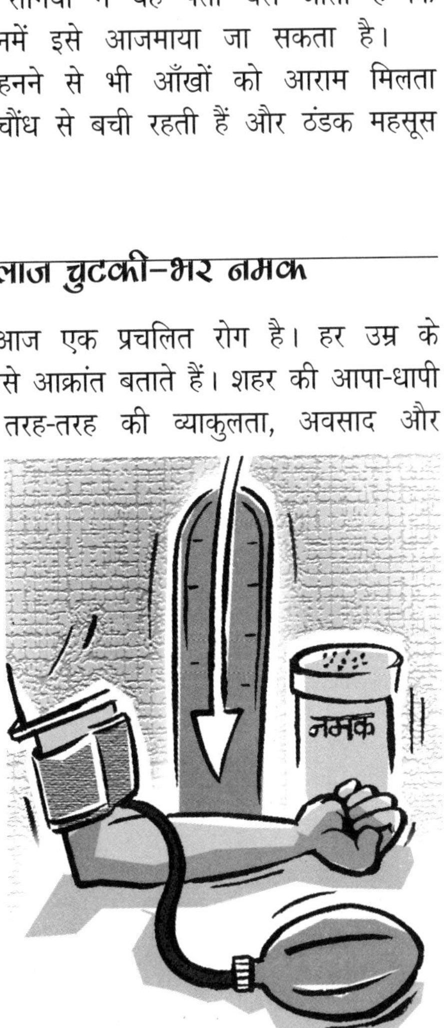

पारिभाषिक दृष्टि से सिर्फ 100/60 (मिली-मीटर मरक्यूरी) से कम का ब्लड-प्रेशर ही 'लो' ब्लड-प्रेशर की श्रेणी में आता है। ऐसे लोगों की

गिनती गिनी-चुनी है, जिन्हें यह वरदान प्राप्त है। लाइफ इंश्योरेंस कंपनियों के अध्ययनों में पुष्टि हुई है कि जिन लोगों का रक्तचाप कुदरतन 'लो' रहता है, वे दीर्घायु होते हैं। उनकी उम्र सामान्य रक्तचापवाले लोगों से दस साल अधिक होती है। यानी 'लो' ब्लड-प्रेशर कुदरत का तोहफा है, जिससे रंजिश रखना सरासर गलत है।

इससे परेशानी हो, थकान रहे, सिर चकराए तो उसका इलाज भी बहुत सरल है। एक गिलास पानी में चुटकी-भर नमक डालें, नीबू निचोड़ें और उसे पी जाएँ। यह शिकंजी रक्तचाप को बढ़ा देगी। 'ताकत' के महँगे कैप्सूल और टीके इसका हल नहीं हैं।

लेटे से अचानक उठकर सीधा खड़े होने पर भी कुछ लोगों का रक्तचाप एकाएक गिर जाता है। ऐसे में जरूरी है कि जब भी बिस्तर से उठें, एकदम से न उठें। पहले बैठें, फिर खड़े हों। डॉक्टर की सलाह से टाँगों पर इलास्टिक की स्टाकिंग्स भी पहन सकते हैं।

ब्लड-प्रेशर की जाँच कैसे करवाएँ

उच्च रक्तचाप की उच्च दर को देखते हुए यह जरूरी हो जाता है कि समय-समय पर अपने ब्लड-प्रेशर की जाँच कराते रहें। ब्लड-प्रेशर बढ़ा हुआ हो या उसकी दवा ले रहे हों, तब यह सावधानी बिलकुल ही अनिवार्य हो जाती है। इसी से यह पता चलता रह सकता है कि दाब कितने नियंत्रण में है। पर इस जाँच के भी कुछ नियम हैं, जिनका उल्लंघन करने से रक्तचाप बढ़ा हुआ आ सकता है। इससे बचने के लिए इन बातों को हमेशा ध्यान में रखें :

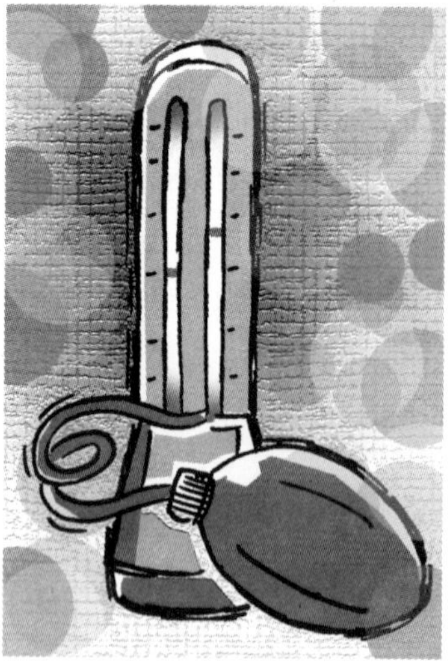

- रक्तचाप की जाँच कराने से पहले, कम-से-कम पाँच मिनट के लिए बिलकुल शांत भाव से बैठें। मन में बेचैनी हो या दौड़धूप करके डॉक्टर के पास पहुँचें और तभी रक्तचाप नापा जाए, तो वह कुछ बढ़ा हुआ ही आएगा।
- जाँच से कम से कम आधा घंटा पहले से सिगरेट न पीएँ। इससे भी ब्लड-प्रेशर बढ़ा हुआ रिकॉर्ड होगा।
- जाँच से पहले लघुशंका की हाजत हो, तो उसे पूरी करके ही रक्तचाप की जाँच कराएँ।
- कोई दवा ले रहे हों तो उसके बारे में डॉक्टर को जरूर बता दें। कुछ दवाएँ ब्लड-प्रेशर को भी प्रभावित करती हैं।
- बेहतर होगा, यदि जाँच के लिए बिना बाजू या छोटी आस्तीन की पोशाक पहनकर जाएँ। इससे रक्तचाप मापक यंत्र का कफ ठीक से बाँधने में आसानी होती है।
- जब रक्तचाप की जाँच हो, तो बाँह उतनी ही ऊँची रखें, जितनी कि दिल की ऊँचाई है।
- अपने ब्लड-प्रेशर की रीडिंग्स का कायदे से रिकॉर्ड रखें। इससे डॉक्टर को रोग समझने और दवा के बारे में निर्णय लेने में आसानी होती है।

रखें सिस्टोलिक रक्तचाप पर भी पूरी नजर

आपने गौर फरमाया हो, तो देखा होगा कि ब्लड-प्रेशर की रीडिंग लिखते समय डॉक्टर दो संख्याएँ लिखता है। बड़ी संख्या सिस्टोलिक रक्तचाप को दर्शाती है और छोटीवाली संख्या डास्टोलिक रक्तचाप को। स्वस्थ व्यक्ति में दोनों ही संख्याएँ सामान्य सीमा में रहती हैं।

कुछ साल पहले यह समझा जाता था कि सिस्टोलिक रक्तचाप का बढ़ा होना कोई विशेष मायने नहीं रखता। किसी व्यक्ति का सिर्फ सिस्टोलिक रक्तचाप ही बढ़ा होता तो उसे नजरअंदाज कर दिया जाता था। मेडिकल छात्रों को भी यह पढ़ाया जाता था कि

बुढ़ापे में हर किसी का सिस्टोलिक प्रेशर बढ़ जाता है।

लेकिन अब यह सोच बिलकुल बदल गई है। यद्यपि इसकी जानकारी अभी हर डॉक्टर को नहीं है, तथापि अध्ययनकर्ताओं ने पाया है कि सिस्टोलिक रक्तचाप का बढ़ना भी उतना ही खतरनाक है जितना कि डास्टोलिक रक्तचाप का बढ़ा होना। यदि किसी का सिस्टोलिक रक्तचाप ही अधिक बना रहे तब भी उसके दिल के दौरे और पक्षाघात से घिरने की दर निश्चित रूप से बढ़ जाती है। लेकिन हाँ, खान-पान में एहतियात बरतने, नियमित हल्का व्यायाम करने, वजन को संतुलित कर लेने और जरूरी होने पर दवा लेकर सिस्टोलिक रक्तचाप नियमित कर यह जोखिम घटाया जा सकता है।

इस विषय पर विगत कुछ वर्षों में कई अध्ययन प्रकाशित हुए हैं। इनमें सबसे महत्त्वपूर्ण फ्रेमिंघहम हार्ट स्टडी है जिसमें तकरीबन तीन हजार स्त्री-पुरुषों ने चौंतीस वर्ष तक हिस्सा लिया।

अमेरिका के नेशनल हार्ट-लंग एंड ब्लड इंस्टीट्यूट के अध्ययनों में भी इस तथ्य की पुष्टि हुई है। पता चला है कि 140 मिलीमीटर मरक्यूरी से अधिक का सिस्टोलिक रक्तचाप सेहत के लिए नुकसानदेह है। इससे दिल की मेहनती मांसपेशियों पर बोझ पड़ता है, धमनियों में वसा जमने की क्रिया तेज हो जाती है और धमनियों की दीवारों पर अतिरिक्त दबाव पड़ने लगता है। इसी से दिल का दौरा और दिमाग की नस फटने (सेरिब्रल स्ट्रोक होने) का खतरा बढ़ जाता है।

सामान्य-असामान्य ब्लड-प्रेशर का गणित

समय के साथ ब्लड-प्रेशर की सामान्य और असामान्य की सीमाएँ भी बदलती रही हैं। वह जमाना अब बीत चुका है, जब सिस्टोलिक रक्तचाप की सामान्य सीमा व्यक्ति की उम्र में सौ की संख्या जोड़कर निकाली जाती थी। डास्टोलिक रक्तचाप की सामान्य सीमाएँ भी पहले से बदल दी गई हैं।

यहाँ प्रस्तुत है सामान्य-असामान्य का पूरा लेखा-जोखा :

अवस्था	सिस्टोलिक रक्तचाप (मिलीमीटर मरक्यूरी)	डास्टोलिक रक्तचाप (मिलीमीटर मरक्यूरी)
अनुकूल	120	80
सामान्य	130 से कम	85 से कम
उच्च सामान्य	130-139	85-89
उच्च रक्तचाप		
प्रथम अवस्था	140-159	90-99
दूसरी अवस्था	160-179	100-109
तीसरी अवस्था	180 या अधिक	110 या अधिक

ज्यादा मीठा, डायबिटीज की जड़ ?

लोक-मानस में यह सोच बहुत गहरे पैठी हुई है कि डायबिटीज ज्यादा मीठा खाने से होती है। मानो मीठा, मीठा न होकर, कोई विष है जो इंसुलिन को सुखा डालता है। भारतीय फिल्मकार, नाट्यकार और कहानीकार भी इस मिथक को बढ़ावा देने के लिए दोषी हैं। अपने पात्रों से वे कहलाते नहीं थकते कि मीठा कम खाइयो वरना डायबिटीज हो जाएगी।

यह सोच हमारे समाज में क्यों और कैसे फैली, इस बाबत निश्चित तौर पर कुछ बता पाना तो संभव नहीं है, लेकिन इसका सबसे बड़ा कारण यही हो सकता है कि हर डायबिटिक व्यक्ति को चीनी-शक्कर, मिठाई, जैम, फलों का मुरब्बा, शहद, शरबत, चीनी मिली डिब्बाबंद चीजों, चॉकलेट, केक-पेस्ट्री, आदि से परहेज बताया जाता है।

लेकिन सच पूछें, तो इन पाबंदियों का रोग की पैदायश से कोई संबंध नहीं है। यह परहेज उसे इसलिए बताए जाते हैं कि इन चीजों से उसके शरीर में शुगर का स्तर एकाएक बढ़ सकता है और उसके पास इस स्थिति को सँभालने का कोई रास्ता नहीं होता।

लेकिन किसी स्वस्थ व्यक्ति को यह परेशानी नहीं होती। उसके खून में जैसे ही शुगर की मात्रा बढ़ती है, वैसे ही उसके पैंक्रियाज़ से इंसुलिन निकलकर खून में आ जाता है और शुगर की मात्रा सामान्य बना देता है।

डायबिटीज में यही शुगर-नियमन प्रणाली बिगड़ जाती है। इसके भी दो रूप हैं :

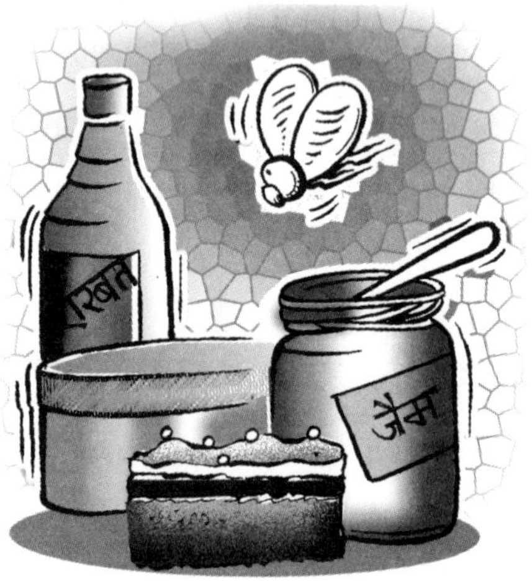

पहला, टाइप-1 डायबिटीज। यह बचपन या किशोरावस्था में ही प्रकट हो जाती है। इसमें पैंक्रियाज़ इंसुलिन बिलकुल ही नहीं बना पाता और जीवित रहने के लिए आजीवन इंसुलिन इंजेक्शन लेने की जरूरत पड़ती है। दूसरा, टाइप-2 डायबिटीज। यह प्रायः चालीस के आसपास शुरू होती है। इसमें इंसुलिन बनता तो है, पर फिर भी ब्लड-शुगर बढ़ा रहता है। पथ्य, नियमित व्यायाम और दवाओं से इस पर नियंत्रण पाया जा सकता है।

दोनों किस्म की डायबिटीज की उपज अलग-अलग ढंग से होती है। टाइप-1 डायबिटीज कई कड़ियों के मेल से पैदा होती है। पहली कड़ी जीन होते हैं। कुछ खास जीन के, जो छठे क्रोमोजोम पर बसते हैं, विरासत में मिलने से वह जमीन तैयार होती है, जिस पर दूसरी कड़ियाँ आपस में जुड़कर रोग पैदा करती हैं। बाद की कड़ियाँ कुछ ऐसे वायरस से जुड़ी हैं, जो पैंक्रियाज की इंसुलिन बनानेवाली फैक्ट्रियों पर निशाना साधते हैं। कनफेड़ (मंप्स), जिगर-शोथ (हैपाटाइटिस), इन्फेक्शियस मोनो-न्यूक्लियोसिस, रुबेला और कोक्ससेकी वायरस इस श्रेणी में आते हैं। उनके संक्रमण से शरीर की इम्यून (बचाव) प्रणाली

बाग़ी हो जाती है और पैंक्रियाज की इंसुलिन फैक्ट्रियों पर एंटीबॉडी रूपी मिसाइल छोड़ने लगती है। फैक्ट्रियाँ नष्ट हो जाती हैं, इंसुलिन बनना बंद हो जाता है और डायबिटीज हो जाती है।

टाइप-2 डायबिटीज की पैदायश की बारीकियाँ स्पष्ट नहीं हैं, पर इसमें भी अनुवांशिकी महत्त्वपूर्ण है। माता-पिता या दूसरे रक्त-संबंधियों को यह रोग रहा हो तो इसकी आशंका ज्यादा रहती है। टाइप-2 डायबिटीज के रोगी प्रायः शरीर से भारी होते हैं। मगर सिर्फ मोटापा रोग पैदा नहीं करता, वरना सभी स्थूलकाय व्यक्ति इससे पीड़ित होते। मूल कमी किसी-न-किसी रूप में पैंक्रियाज़ में ही होती है। कुछ रोगियों में इंसुलिन फैक्ट्रियाँ जरूरत के मुताबिक इंसुलिन नहीं बना पातीं; कुछ में इंसुलिन बनता तो है, पर समय से पैंक्रियाज से छूटता नहीं; और कुछ में इंसुलिन बनता भी है, छूटता भी है, पर वह असरदायक नहीं होता।

व्यसन नहीं बन जाती इंसुलिन

कुछ दिन पहले एक प्रमुख अंग्रेजी दैनिक में विज्ञापन था कि हर्बल पद्धति से डायबिटीज दूर कर इंसुलिन से मुक्ति दिलाई जाती है। निस्संदेह इससे बहुत से मधुमेही आकर्षित हुए होंगे। कुछ ने यह इलाज अपनाने-आजमाने की बात भी सोची होगी।

तो क्या जड़ी-बूटियों की मदद से सचमुच मधुमेह से निजात मिल सकती है?

ऐलोपैथिक डॉक्टर होने के नाते इस संबंध में कोई ठोस राय प्रकट करना मेरे लिए वैज्ञानिक न होगा, लेकिन अनुभव से इतना जरूर कह सकता हूँ कि मैंने ऐसा होते नहीं देखा। कई परिचित भी यह आजमाइश कर चुके हैं, पर उनका मर्ज बेकाबू ही हुआ है।

वैज्ञानिक दृष्टि से वनस्पतियों का एक ही गुण मधुमेह-नियंत्रण में उपयोगी है। कोई भोजन में रेशेदार चीजें ले तो उसकी रक्त-शुगर अचानक तेजी से नहीं बढ़ती। ग्वार की गोंद, जो नॉरस्यूलिन के

रूप में भी मिलती है, इसीलिए दी जाती है।

लेकिन उस विज्ञापन में गुमराह करनेवाली बड़ी बात यह है कि वह इंसुलिन को व्यसन का दरजा देता है। मधुमेहियों के मन में अनावश्यक बेचैनी और तनाव पैदा करता है कि इंसुलिन शुरू कर देने पर उससे कोई छुटकारा नहीं है। छुटकारा है तो सिर्फ खास जड़ी-बूटियों से।

सच तो यह है कि इंसुलिन जरूरतमंद मामलों में जीवन-दायक है। यह कोई 'ड्रग' नहीं है कि उसकी लत हो जाए। वह एक प्राकृतिक हॉर्मोन है जो पेट में स्थित पैंक्रियाज़ ग्रंथि की बीटा कोशिकाओं में बनता है। इसे उन मधुमेहियों को दिया जाता है, जिनके शरीर में उसकी कमी हो जाती है। टाइप-1 डायबिटीज में इसके बगैर जीना संभव ही नहीं। लेकिन टाइप-2 डायबिटीज में वह कुछ खास-खास स्थितियों में ही दी जाती है। या तो संकट की घड़ी में या उस समय जब दवाएँ काम नहीं करतीं। लेकिन खतरा टलते ही फिर से मधुमेह-औषध-गोलियाँ शुरू कर दी जाती हैं। यह सोचना बिलकुल गलत है कि एक बार इंसुलिन शुरू कर देने से जीवन-भर उसका साथ नहीं छूटता। बहुत से रोगी इस मिथक के कारण इंसुलिन से बचते रहते हैं, जो कि ठीक नहीं है।

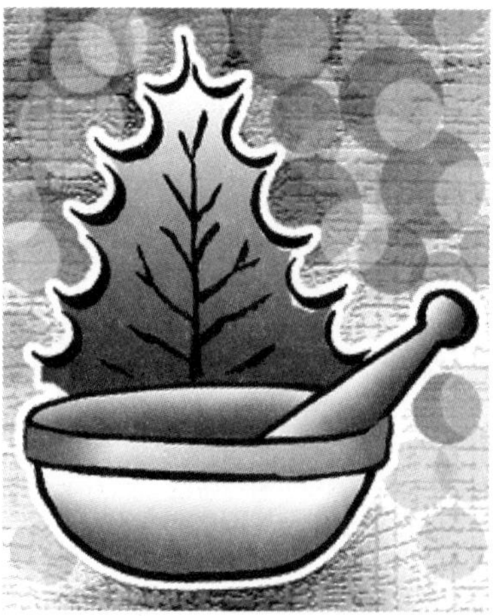

कुछ साल पहले तक इंसुलिन जंतुओं के अग्न्याशय से ही प्राप्त की जाती थी। पर अब इसे जीन-इंजीनियरी से तैयार किया जाने लगा है।

यह आधुनिक इंसुलिन पूरी तरह शाकाहारी है और इसकी रासायनिक संरचना भी मानवीय इंसुलिन से पूरी तरह मिलती-जुलती है।

दमा पर नजर

दमा या ब्रांकिअल अस्थमा साँस का तकलीफदेह रोग है। यह किसी भी उम्र, लिंग और आर्थिक तबके के व्यक्ति को हो सकता है। इस रोग में साँस की नलियाँ अस्थायी रूप से कुछ समय के लिए सिकुड़ जाती हैं। इसी से रोगी को साँस लेने और छोड़ने में तकलीफ होती है, छाती साँय-साँय करती है, भीतर रेशा जमा हुआ मालूम

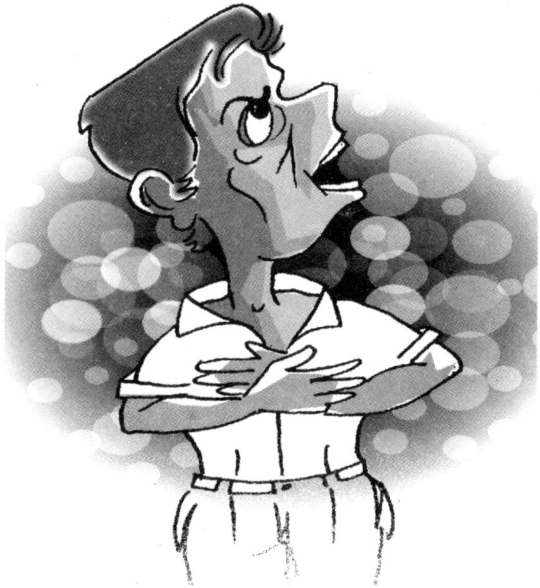

होता है और दम फूलने लगता है। इस स्थिति में उपयुक्त दवाओं की मदद से रोग को काबू में लाया जा सकता है, पर इसके लिए समय से इलाज जरूरी होता है।

रोग पर नजर रखना बहुत मुश्किल नहीं है। इसके लिए पीक एक्स्पीरेटरि फ्लो रेट मीटर उपयोगी उपकरण है। इससे साँस छोड़ने में आनेवाली अड़चन का अनुमान लग सकता है और रोग की गंभीरता का पता चल जाता है।

इन्हेलर क्यों ?

दमा के मरीजों में यह सोच बहुत आम है कि इन्हेलर से दवा लेना उपचार के तरकश का आखिरी तीर है और इसीलिए जहाँ तक हो सके, वहाँ तक उससे बचा जाए।

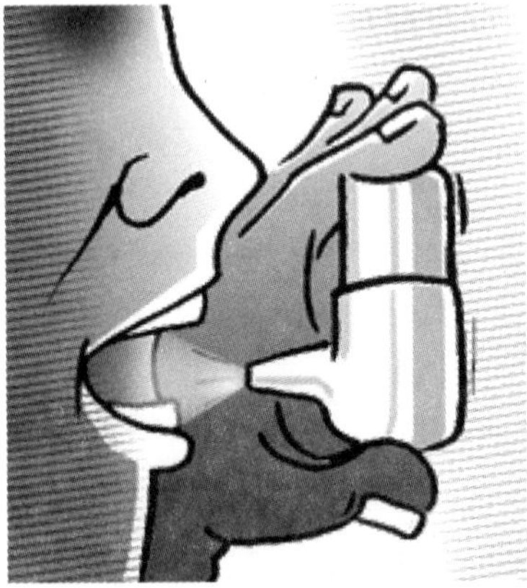

पर यह सोच सही नहीं है। इन्हेलर तो मात्र दवा को अपने लक्ष्य तक पहुँचाने की युक्ति है। उसकी मदद से दवा तुरंत फेफड़ों के भीतर पहुँच जाती है और अपना असर दिखा पाती है। जबकि गोली और कैप्सूल के रूप में दवा ली जाए तो वह पहले पेट में जज्ब होकर खून में आती है और फिर धमनियों के रास्ते फेफड़ों में पहुँचती है।

यानी काम वही हुआ; लेकिन घुमा-फिराकर। इसीलिए गोली और कैप्सूल में जहाँ दवा काफी बड़ी मात्रा में लेनी पड़ती है, वहीं इन्हेलर से दवा ली जाए तो खुराक माइक्रोग्राम में होती है यानी कि उससे दवा के पार्श्व प्रभाव का भी कोई जोखिम नहीं रहता।

हैजा : कैसे बचें, क्या करें

हैजा संक्रामक रोग है। यह आँतों पर बैक्टीरिया की खास नस्ल 'विवरियो कोलरे' के धावा बोलने से होता है। प्रायः एक साथ एक क्षेत्र के बहुत से लोग इसकी चपेट में आ जाते हैं और रोग महामारी का रूप ले लेता है।

यह प्रायः पीने के पानी के विवरियो कोलरे से दूषित हो जाने पर फैलता है। दूषित पानी में धोए गए फल-सब्जियों से भी हैजा का संक्रमण हो सकता है। बीमार व्यक्ति के पाखाने और कै में भी हैजा-कारक बैक्टीरिया बड़ी तादाद में मौजूद होते हैं। अतः रोगी के संपर्क में आनेवाले

व्यक्तियों में व्यक्तिगत स्वच्छता के प्रति बरती गई जरा सी लापरवाही भी रोग पैदा कर सकती है। मक्खियाँ भी हैजा के रोगाणुओं को फैला सकती हैं। खोमचों पर बिकनेवाली और खुली पड़ी खाने-पीने की चीजें इसी प्रकार दूषित होकर हैजा फैलाती हैं।

हैजा से बचने के लिए जरूरी है कि मेलों में और रास्ता चलते खुली पड़ी चीजें न खाएँ-पीएँ। पेय जल के स्रोत, जैसे—हैंड-पंप, कुआँ, तालाब आदि को संक्रमण से बचाकर रखें। बरसात के दिनों में

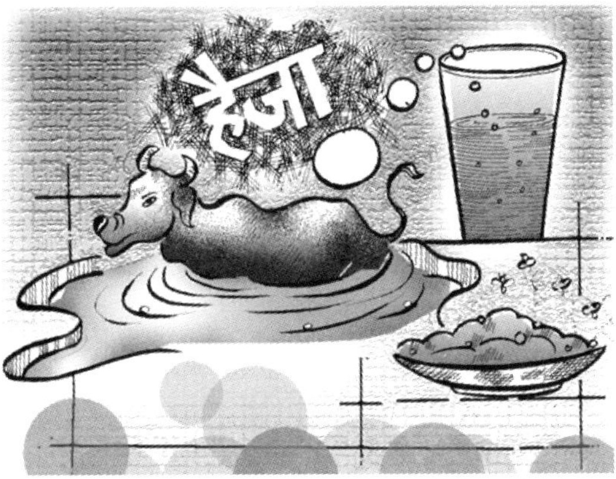

और आसपास हैजा फैला हो, तो पानी उबालकर पीएँ। घर-गली-मोहल्ले में सफाई रखें, ताकि मक्खियाँ न फैलें। मेले या नहान पर जाने से डेढ़ महीने पहले और फिर छह दिन पहले हैजा (कॉलरा) बचाव के दो टीके जरूर लगवाएँ। ये टीके तीन महीने तक असरदार रहते हैं, यद्यपि इनकी रोग-बचाव क्षमता मात्र पचास से साठ प्रतिशत है।

चावल की माँड जैसे पतले दस्त और उल्टी होना हैजा के प्रमुख लक्षण हैं। दस्तों की कोई गिनती ही नहीं होती, तीस-चालीस भी हो सकते हैं। इसी कारण थोड़े ही समय में शरीर में पानी की कमी हो जाती है। आँखें भीतर धँस जाती हैं, गाल पिचक जाते हैं, हाथ-पैर ठंडे और नम हो जाते हैं तथा बहुत बेचैनी होने लगती है। यदि शरीर में पानी की बहुत कमी आ जाए तो नब्ज़ टटोलने में नहीं आती, साँस तेज हो जाती है और जीवन जोखिम में पड़ जाता है। पर जीवनरक्षक घोल पीने और शिरा से डेक्सट्रोस सेलाइन

चढ़ाने से जीवन बच सकता है।

रोगी को निर्जलन से उबारना ही हैजा का इलाज है। रोगी होश में हो, तो उसे ग्लूकोस और नमक का घोल (ओ.आर.एस.) दें। छोटे शिशु को माँ का दूध पिलाते रहें। पर उल्टी बहुत हो रही हो तो तुरंत डॉक्टर की मदद लें।

हैजा में डॉक्टर को दिखाना बहुत जरूरी है। डॉक्टर टेट्रासाइक्लीन या सेप्ट्रान दवा देकर हैजा की कुल अवधि कम कर सकता है। लापरवाही बरतने से हैजा घातक सिद्ध हो सकता है।

रोगी की सेवा-सुश्रूषा में जुटे परिवारजनों के लिए व्यक्तिगत स्वच्छता पर ध्यान देना बहुत जरूरी है। उसकी कै, पाखाना साफ करने के बाद हाथ अच्छी तरह साबुन से धोएँ। उसका बिस्तर, कपड़े खौलते पानी में उबालें। उसके बरतन अलग रखें। रोगी के ठीक होने पर इन बरतनों को कम-से-कम पंद्रह मिनट के लिए पानी में उबालें।

हैजा फैलने के बाद बचावकारी टीका लगवाने से कोई लाभ नहीं होता। टीके का असर छह दिन बाद शुरू होता है और उसे चार-छह हफ्ते के अंतर से दोबारा लगवाना पड़ता है। इससे पहले तो रोग का प्रकोप ही ठंडा हो पाता है।

यह टीका मात्र तीन माह तक प्रभावी रहता है, फिर उसकी प्रभावशीलता कम होती जाती है और छह महीने के बाद तो उसे दोबारा लेना पड़ता है। इसकी बचाव-क्षमता भी मात्र पचास-साठ प्रतिशत है।

टायफॉयड की बाबत

टायफॉयड एक गंभीर छुतहा रोग है। मोतीझरा और मीयादी बुखार इसी के प्रचलित नाम हैं। यूनानी चिकित्सा प्रणाली में यह मुहरका कहलाता है और एलोपैथिक डॉक्टर इसे ऐंटेरिक फीवर भी कहते हैं।

टायफॉयड 'साल्मोनेला टाइफी' नामक बैक्टीरिया से फैलता है। पानी, दूध, दुग्ध पदार्थ, शाक-सब्जियों और खाने-पीने की चीजों के

माध्यम से बैक्टीरिया आँत में पहुँच जाते हैं और रोग पैदा कर देते हैं।

यह सोच गलत है कि जब तक रोगी के पेट पर लाल-गुलाबी दाने न निकलें, तब तक उसे टायफॉयड न माना जाए।

कुछ लोग यह सोच भी रखते हैं कि जब तक दाने बाहर न आएँ, मोतीझरा ठीक नहीं होता। इस चक्कर में पीर-फकीर, ओझे-सयानों और पंडितों की सलाह भी ली जाती है।

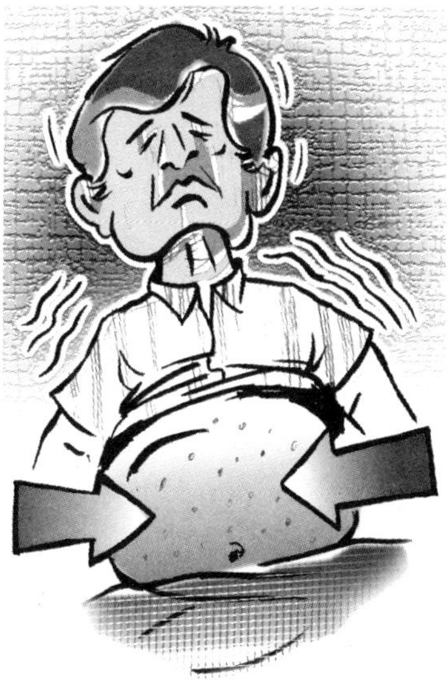

लेकिन सच्चाई यह है कि मोतीझरा में लाल-गुलाबी दाने उठना जरूरी नहीं है। वह तो उसका शास्त्रीय रूप था, जो आज कम ही लोगों में दिखाई देता है।

इस बुखार की यह भी विशेषता है कि उचित दवा मिलने के बाद भी बुखार उतरने में दो से पाँच दिन लग जाते हैं। इस बीच धीरज गँवाने और डॉक्टर तथा दवा बदलने से मामला बिगड़ सकता है।

रोगी की देखभाल कर रहे परिवारजनों के लिए निम्नलिखित बातों पर ध्यान देना जरूरी है :

- रोगी को दवा बिलकुल नियम से दें। दवा की खुराक समय से और पूरी मात्रा में दें। यह सोचकर कि दवा तेज है और कमजोरी लाएगी, उसकी मात्रा न घटाएँ।
- रोगी का पूरी तरह बिस्तर पर आराम करना जरूरी है। इस बात का ध्यान रखें।
- उसे काफी मात्रा में तरल पदार्थ दें, जैसे कि फलों का रस, सब्जियों का सूप, दाल का पानी आदि। बार-बार, चाहे

थोड़ी-थोड़ी मात्रा में ही सही, कुछ लेते रहने से शरीर कम कमजोरी महसूस करता है और बीमारी के बाद बिस्तर छोड़ना आसान हो जाता है।

- बुखार ज्यादा तेज हो जाए तो पूरे बदन पर पानी की पट्टियाँ करें। इसके लिए नल का साधारण पानी काम में लाएँ, बर्फ की जरूरत नहीं।
- रोगी के बरतन अलग रखें और अपनी व्यक्तिगत स्वच्छता का पूरा ध्यान रखें। उसके संपर्क में आने के बाद हाथ साबुन से अच्छी तरह धोएँ।
- बुखार उतरने के बाद भी रोगी की दवा जारी रखें। टायफॉयड के लिए एंटिबॉयटिक दवा, जैसे—सिप्रोफ्लोक्सासिलिन, एंपीसिलिन, नॉरफ्लोक्सासिलिन दो हफ्ते तक दी जाती है। इससे पहले दवा बंद करने से रोग दोबारा हो सकता है।

रोकथाम के लिए गोलियाँ

टायफॉयड की रोकथाम के लिए अब तक बचावकारी टीके दिए जाते रहे हैं। लेकिन अब उनके बजाय टायफॉयड-रोधक गोलियाँ भी ली जा सकती हैं। ये गोलियाँ 'टाइफ-ओरल' के नाम से उपलब्ध हैं।

इसकी तीन खुराकें लेनी होती हैं। प्रत्येक खुराक एक-एक दिन के अंतर पर पानी या हल्के गरम दूध के साथ ली जा सकती है। इसे लेने के एक घंटे बाद तक कुछ खाना-पीना नहीं चाहिए।

तीसरी खुराक लेने के दो हफ्ते बाद यह गोलियाँ अपना बचावकारी असर दिखाना शुरू कर देती हैं। यह असर तीन वर्ष तक रहता है।

लेकिन गर्भवती स्त्रियाँ और छह वर्ष से कम उम्र के बच्चे इसे नहीं ले सकते। किसी को बुखार हो, आंत्रशोथ हो, दस्त लगे हों, या ऐसी कोई दवा चल रही हो जिससे शरीर की प्रतिरोधक क्षमता कमजोर होती है, उसके लिए भी टाइफ-ओरल लेना मना है।

तपेदिक का संक्रमण-चक्र

एक जमाना था कि तपेदिक (टी.बी.) असाध्य रोग था। लोग इसके नाम से ही डरते थे। यह डर आज उसके साध्य होने के बाद भी मिटा नहीं है। किसी को तपेदिक हो जाए, तो चिंता गहरा उठती है। तरह-तरह के सवाल उठ खड़े होते हैं। इसकी संक्रामकता से लोग भयभीत रहते हैं और कुछ युवक-युवती तो इससे इतने आतंकित हैं कि उन्हें लगता है कि अब विवाह करना भी ठीक नहीं।

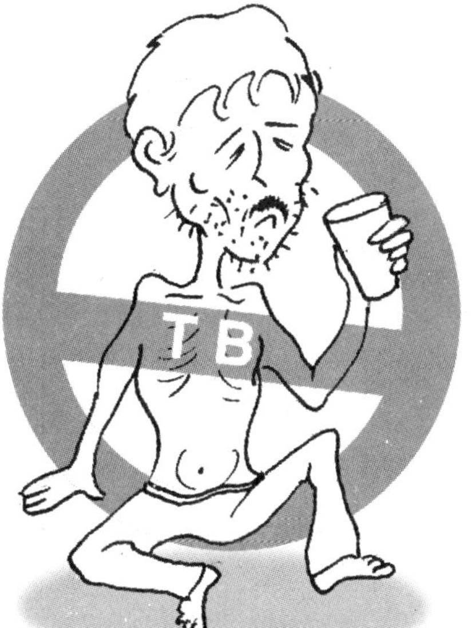

सच यह है कि तपेदिक माइकोबैक्टीरियम ट्यूबरक्यूलोसिस नामक बैक्टीरिया से होती है। यह बैक्टीरिया शरीर के किसी भी अंग में कुंडली मारकर बैठ जाता है और जब तक कि दवाओं से इसका पूरी तरह सफाया न हो जाए, रोग कभी भी उभर सकता है। लेकिन इसका संक्रमण चक्र सिर्फ उन्हीं रोगियों से आगे बढ़ता है, जिनके फेफड़ों में टी.बी. के बड़े-बड़े जख्म बन चुके होते हैं। सिर्फ ऐसे रोगियों के थूकने, खाँसने, छींकने, बोलने से बैक्टीरिया हवा में आ जाते हैं। उस दूषित हवा से ही फिर टी.बी. का संक्रमण चक्र बढ़ता है। उस हवा में साँस ले रहे लोगों में बैक्टीरिया भीतर प्रवेश कर जाते हैं, पर जिनका शरीर मजबूत होता है वे बैक्टीरिया को जमने का मौका नहीं देते, दुर्बल को ही रोग लगता है।

भारतवर्ष में कोई बिरला ही होगा जिसका कभी टी.बी. के

बैक्टीरिया से सामना नहीं हुआ होगा। अनुमान है कि 35 साल से अधिक उम्र के 60 प्रतिशत लोग इसके संक्रमण को भुगत चुके हैं, यद्यपि रोग की दर इससे बहुत कम है। छोटे-बड़े सभी को मिलाकर 1000 में से मात्र चार को सक्रिय रोग है। ऐसे में परिवार में किसी को रोग हो जाए तो डर किस बात का !

जिस रोगी के फेफड़े में जख्म (केविटि) हों, सिर्फ उस परिवार को कुछ दिन के लिए अतिरिक्त रूप से सावधान रहने की जरूरत है। ऐसे में भी रोगी के तीन हफ्ते तक नियमित तपेदिक-रोधी दवाएँ लेने से खतरा समाप्त हो जाता है। पर जिस समय रोगी की दवा शुरू की जाती है, उस समय उसके साथ रहनेवाले सभी लोगों की जाँच करा लेना उपयोगी होता है।

दूसरे अंगों की टी.बी. में संक्रमण का कोई डर नहीं होता। जूठे बर्तनों में खाने-पीने से भी रोग नहीं होता। टी.बी. आनुवंशिक रोग भी नहीं है कि कोई यह चिंता करे कि उसे रोग हुआ है तो उसकी संतान को भी होगा।

सक्षम तपेदिक-रोधी दवाओं के सर्वत्र उपलब्ध होने से टी.बी. का इलाज भी अब मुश्किल नहीं रहा है। छह महीने से एक साल का इलाज रोग को जड़ से साफ कर देता है।

मिरगी के साथ जीवन

मिरगी अपने रहस्यमय स्वरूप से आदमी को सदा से भयातुर करती आई है। नव पाषाण युग का मनुष्य इसे प्रेतात्माओं का प्रकोप माना करता था। यह विडंबना है कि यह सोच इस वैज्ञानिक युग में भी ज्यों-की-त्यों कायम है। मिरगी के प्रति सभ्य समाज में तरह-तरह के अंधविश्वास व्याप्त हैं। बहुत से लोग इसे दैवी प्रकोप या प्रेतबाधा की उपज मानते हैं और इलाज के लिए टोने-टोटके, गंडा-ताबीज, ओझा-सयानों और पीर-फकीर का सहारा लेते हैं।

मिरगी के प्रति इस दृष्टिकोण के बने रहने का सबसे बड़ा कारण उसका रूप है। दौरे के समय शरीर जिस प्रकार बेकाबू होकर अपने

आप मुड़ता-तुड़ता है, उसे देख सचमुच लगता है कि जरूर यह कोई अतिप्राकृतिक विपदा है।

लेकिन वैज्ञानिक सच यह है कि मिरगी तंत्रिकीय प्रणाली का विकार है। यह मस्तिष्क की कुछ कोशिकाओं के अपने से असंतुलित और अव्यवस्थित रूप में सक्रिय होने के कारण प्रकट होता है। हम

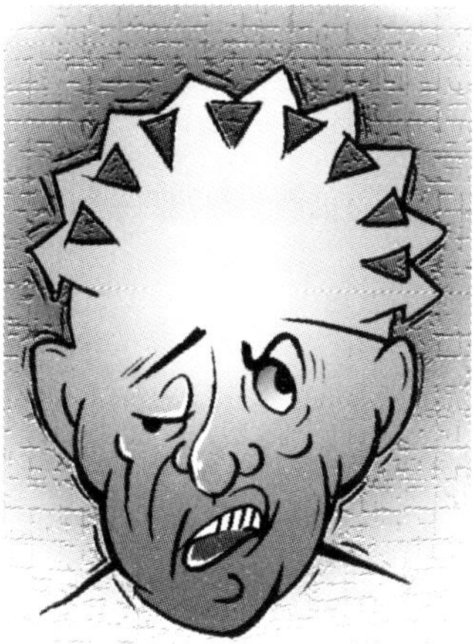

जानते हैं कि शरीर के हर हिस्से, पेशी, अंग, प्रणाली का नियंत्रण मस्तिष्क से ही होता है। मस्तिष्क में अनगिनत न्यूरॉन कोशिकाएँ हैं, जो शरीर के किसी एक भाग का केंद्रीय कक्ष हैं। इनमें अचानक तीव्र विद्युतीय हलचल उठने से शरीर का वह हिस्सा अनियंत्रित होकर सक्रिय हो उठता है। जब यही हलचल मस्तिष्क के बड़े हिस्से में होती है, तो पूरा शरीर ही अनियंत्रित हो जाता है। इसे ही मिरगी का दौरा या 'सीजर' कहते हैं। इसके प्रभाव से मांसपेशियों में ऐंठन आए, तो वह 'कन्वलसिव सीजर' कहलाता है। यह मिरगी का चिर-परिचित रूप है, पर कुछ रोगियों में दौरे के समय सिर्फ अनुभूति, संवेदना और संज्ञा का ही अस्थायी ह्रास होता है। पेशियों में ऐंठन नहीं होती। बच्चों में होनेवाली 'पेटिट-मॉल ऐपीलेप्सी' में ऐसा ही होता है। दौरे के दौरान बच्चा संज्ञाहीन हो जाता है और उसे सुध-बुध नहीं रहती कि उसके आसपास क्या हो रहा है। फिर दौरा खत्म होने पर सबकुछ सामान्य हो जाता है।

इस प्रकार मिरगी कई प्रकार की हो सकती है। 'ग्रेंड-मॉल ऐपीलेप्सी' सबसे आम है। इसमें दौरा शुरू होते ही रोगी बेहोश होकर गिर पड़ता है और शरीर की मांसपेशियाँ अकड़ जाती हैं। बीस से तीस सेकेंड तक ऐसे रहने के बाद चेहरे, हाथ-पैर और शरीर की दूसरी मांसपेशियाँ मुड़ने-तुड़ने लगती हैं। मुँह से झाग गिर सकता है, जीभ दाँतों के बीच भिंचकर कट सकती है और शरीर से अनजाने ही मल-मूत्र त्याग हो सकता है। यह अवस्था प्रायः आधे मिनट तक रहती है। इसके बाद मांसपेशियाँ ढीली पड़ जाती हैं। धीरे-धीरे होश आ जाता है, पर कुछ समय रोगी गफलत में रहता है। इसके बाद नींद सी आने लगती है। सिर में जोर का दर्द उठ सकता है। पर दौरे के बारे में कुछ याद नहीं रहता।

कुछ मामलों में दौरे का असर शरीर के किसी एक हिस्से पर ही दिखाई पड़ता है। इसे 'फोकल सीजर' या 'जेक्सोनियन ऐपीलेप्सी' कहते हैं।

कुछ में शरीर के किसी एक हिस्से या पूरे शरीर की मांसपेशियों में बार-बार संकुचन पैदा होता है। इसे 'मायोक्लोनिक सीजर' कहा जाता है।

ऐसे दौरे रोगी को बार-बार पड़ते हैं। कुछ मरीजों में कुछ खास स्थितियाँ मिरगी को उत्प्रेरित करती हैं। मसलन, टिमटिमाती रोशनी या टेलीविजन देखने से फोटोकन्वलसिव एपीलेप्सी, संगीत की कुछ खास धुनें कानों में पड़ने से म्यूजिको-जेनिक ऐपीलेप्सी और पढ़ने से रीडिंग या लेंग्वेज ऐपीलेप्सी जागृत हो उठती है।

कुछ रोगियों में मिरगी शरीर के किसी भीतरी विकार का लक्षण मात्र होती है। इसे 'सेकेंडरी ऐपीलेप्सी' कहते हैं। प्रत्येक आयु-वर्ग में इसके कुछ प्रमुख कारण हैं, जो इस प्रकार हैं :

शैशवकाल (0-2 वर्ष) में

- जन्म के समय या गर्भकाल में आई ऑक्सीजन की कमी।
- प्रसूति के समय पहुँची मस्तिष्क की चोट।

- मस्तिष्कीय संक्रमण।
- बच्चे के शरीर में ग्लूकोस, कैल्शियम, मैग्नीशियम या विटामिन बी-6 की कमी।
- जन्मजात मस्तिष्कीय विकार।
- उल्टी-दस्त होने से उत्पन्न इलेक्ट्रोलाइट असंतुलन।

बाल्यकाल (2-12 वर्ष) में

- बुखार।
- मस्तिष्क की चोट।
- मस्तिष्कीय संक्रामक रोग। मसलन, मस्तिष्क की टी.बी. सिस्टीसर-कोसिस, कान के भीतरी हिस्से की छूत का मस्तिष्क पर असर।

किशोरावस्था (12-18 वर्ष) में

- सिर की चोट।
- नशाखोरी छोड़ने के बाद के पहले कुछ दिन।
- मस्तिष्क की रक्त-धमनियों या शिराओं की विकृति।

वयस्क अवस्था (18-35 वर्ष) में

- सिर की चोट।
- शराबखोरी।
- मस्तिष्क ट्यूमर।

मध्यमवय और वृद्धावस्था में (35 वर्ष के बाद)

- मस्तिष्क ट्यूमर।
- मस्तिष्कीय धमनियों की सिकुड़न, रुक जाना या फट जाना।

- गुरदों की बीमारी की आखिरी अवस्था।
- जिगर की बीमारी की आखिरी अवस्था।
- इलेक्ट्रोलाइट असंतुलन।

इन्हीं कारणों की खोज में डॉक्टर मिरगी के हर रोगी की पूरी जाँच-परख कराते हैं। लक्षण, शारीरिक जाँच और जरूरी होने पर रक्त जैवरासायनिकी के आकलन के बाद मस्तिष्क की विद्युत गतिविधियों की जाँच (ई.ई.जी.), सिर का एक्स-रे और सी.टी. स्केन कराया जाता है। इससे दौरे का कारण स्पष्ट हो जाता है और इलाज को सही दिशा मिल पाती है।

विवाह और मिरगी

देश के बहुत से हिस्से में यह सोच प्रचलित है कि किसी कन्या को मिरगी के दौरे आते हों, तो उसका विवाह कर देने से रोग स्वतः दूर हो जाएगा। यह सोच बिल्कुल गलत है।

मिरगी का उपचार मिरगी-रोधक दवाएँ ही हैं जिन्हें लंबे समय तक नियम से लेना होता है। यदि किसी व्यक्ति को एक-दो बार ही दौरा आया हो, और दवा शुरू करने के तीन साल बाद तक फिर दौरा नहीं होता तो उसे फिर से मिरगी होने की संभावना बहुत कम हो जाती है। ऐसे में उसकी दवा बंद की जा सकती है और विवाह की उम्र हो तो विवाह भी किया जा सकता है।

लेकिन विवाह अपने आप में दवा का काम नहीं कर सकता। उलटा वैवाहिक जीवन के शुरू के दिनों में वधू को नए घर में रचने-बसने में अतिरिक्त तनाव का ही सामना करना पड़ता है। यह स्थिति मिरगी के रोगी के लिए दौरे का कारण बन सकती है। अतः इस समय यह जरूरी है कि व्यक्ति नियम से अपनी दवा ले और समय से खाए-पीए और सोए।

मिरगी और मातृत्व-सुख

मिरगी से प्रभावित अधिकतर स्त्रियाँ मातृत्व सुख का आनंद उठा सकती हैं, पर गर्भवती होने से पहले उन्हें डॉक्टर से राय ले लेनी चाहिए। कुछ रोगियों में गर्भावस्था के समय दवा की मात्रा बढ़ानी भी पड़ सकती है।

यदि रोग नियंत्रण में हो, दवा बंद होनेवाली हो और स्त्री की उम्र ज्यादा न हो तो दवा बंद करने के कुछ समय बाद ही गर्भधारण करने की बात सोचनी चाहिए। दवा के चलते यह हल्की सी आशंका बनी रहती है कि बच्चा स्वस्थ न हो और उसमें जन्मजात विकृतियाँ हों।

परहेज और एहतियात

मिरगी के रोगी के लिए जरूरी है कि वह अपने डॉक्टर की सलाह के मुताबिक नियम से दवा ले। कहीं बाहर जाए तो अपने साथ दवा ले जाना न भूले। ये दवाएँ सिर्फ डॉक्टर के परचे से ही मिलती हैं और इन्हें हर कैमिस्ट नहीं रखता।

यदि दवा के साथ कोई परेशानी आए तो डॉक्टर से संपर्क करें। हर तीन से छह महीने में एक बार डॉक्टर को जरूर दिखाएँ।

दौरे पड़ना बंद हो जाएँ, फिर भी स्वयं दवा बंद न करें। इससे दौरे दोबारा शुरू हो सकते हैं।

खान-पान पर कोई रोक-टोक नहीं है। अंधविश्वासों में न पड़ें। सिर्फ शराब न पिएँ। खाना समय से खाएँ। उपवास ठीक नहीं है। इससे खून में शुगर कम हो सकती है, जिससे दौरा पड़ सकता है।

मानसिक तनाव और थकान से बचें। इन दोनों से ही दौरा पड़ सकता है।

यदि टेलीविजन या निओन साइन या टिमटिमाती रोशनी से दौरा पड़ता हो तो उनसे बचें।

समय से सोएँ। देर रात तक जगे रहना ठीक नहीं।

तैराकी, नौका विहार, पर्वतारोहण या ड्राइविंग करना ठीक नहीं है, क्योंकि दौरा पड़ने पर ये चीजें जोखिमकारी बन जाती हैं। तीन साल से

दौरे न हो रहे हों तो ड्राइविंग शुरू कर सकते हैं। पर ध्यान रहे कि दवा छूटे नहीं, यात्रा लंबी न हो और रात के समय न हो।

कोई भी व्यवसाय चुना जा सकता है, लेकिन कोई ऐसा काम न लें, जिसमें दौरा पड़ने से खतरा हो सकता है। जैसे मशीनों पर काम करना, आग-पानी के आसपास काम करना, आदि।

सामान्य वैवाहिक जीवन जीने में कोई हर्ज नहीं पर दवा की जरूरत हो तो उसे बंद न करें।

प्री-मेन्स्ट्रुअल सिंड्रोम

स्त्री-जीवन में हर महीने मासिक धर्म के पहले के कुछ दिन बहुत नाजुक होते हैं। इन दिनों में बहुत सी स्त्रियों का मन और शरीर अपना संतुलन खो बैठता है। वह खुद के लिए अपरिचित सी बन जाती हैं। मन रूखा, बेचैन, उदास और अस्थिर हो जाता है, जरा-जरा सी बात पर रुलाई छूटने लगती है, कामकाज करने का जी नहीं चाहता और अकेलापन पसंद आता है। ईर्ष्या-द्वेष के भाव प्रबल

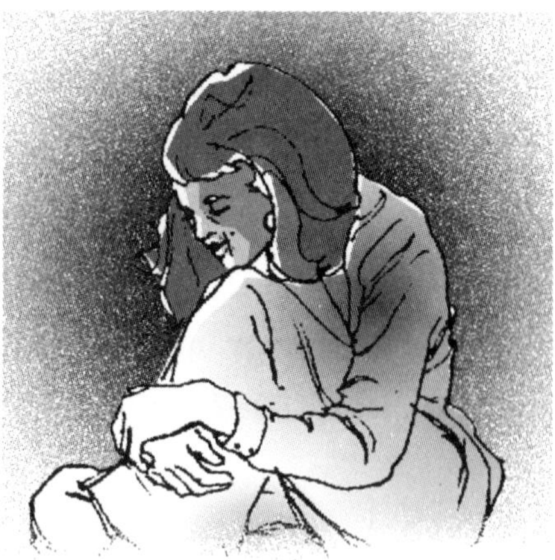

हो उठते हैं और बेवजह ऐसा लगता है कि अपने लोग उनके प्रति उदासीन हो गए हैं। व्यवहार बेतुका हो जाता है और तनाव झलकने लगता है। कुछ में डिप्रेशन गहरा उठता है और खुदकुशी तक के विचार आने लगते हैं।

ऐसे में वह ठीक ढंग से काम नहीं कर पाती। हाथों से चीजें छूट सकती हैं। पहनावे और बनने-सँवरने के प्रति वह बिलकुल उदासीन हो सकती है। यौन संबंधों के प्रति उसकी विशेष अनिच्छा या इच्छा पैदा हो सकती है। और खास बात यह

कि यह सब उसके सामान्य व्यवहार के बिलकुल प्रतिकूल होता है।

मन के साथ शरीर भी तरह-तरह की परेशानियों से घिर जाता है। सिर में दर्द, शरीर में टूटन, थकान, स्तनों में भारीपन और हल्का दर्द, पेट फूलना, कब्ज और वायु-विकार जैसी परेशानियाँ उसे घेर लेती हैं। दिल की धड़कन बढ़ जाती है, अतिरिक्त पसीना आता है, नींद नहीं आती, घुमेरी और चक्कर आते हैं तथा हाथ-पैरों में कंपन महसूस होता है।

ये लक्षण ही प्री-मेन्स्ट्रुअल सिंड्रोम के नाम से जाने जाते हैं। हर महीने मासिक-स्राव से छह-सात रोज पहले शुरू होते हैं और मासिक-स्राव के आते ही एकाध दिन में खुद छूमंतर हो जाते हैं।

तकरीबन पंचानबे प्रतिशत स्त्रियाँ चक्रवत् ये समस्याएँ अनुभव करती हैं, पर अधिकांश में लक्षण तीव्र नहीं होते। सिर्फ दो से आठ प्रतिशत ही इतनी कठिनाई अनुभव करती हैं कि उन्हें डॉक्टरी सहायता की जरूरत आ पड़ती है।

जरूरत इस बात की है कि यदि इस परिवर्तन से जीवन तकलीफदेह हो रहा हो तो इसे पहचानें और सहायता के लिए किसी मनोविशेषज्ञ और स्त्रीरोग विशेषज्ञ से मिलें।

राहत पाने के लिए उन दिनों इन सरल नुस्खों को भी आजमाकर देखें :

खान-पान

- कुछ रोज के लिए कार्बोहाइड्रेट और डिब्बाबंद चीजों की मात्रा कम कर दें और प्रोटीनयुक्त पौष्टिक आहार पर जोर दें।
- चाय-कॉफी से बचें।
- धूम्रपान और मद्यपान से भी दूर रहें।

दिनचर्या

- व्यायाम के लिए समय जरूर निकालें। चुस्त गति में की गई

सैर इस दृष्टि से सर्वोत्तम है।

- आराम के लिए भी समय निकालें। सात से आठ घंटे की नींद जरूर लें।
- अपने ऊपर अनावश्यक बोझ न डालें।
- इन दिनों यात्रा से बचें।
- योग और ध्यान सीखा हो और उसमें मन लगता हो, तो उसके लिए समय दें। इससे भीतर का तनाव कम होगा और मन भी स्वस्थ अनुभव करेगा।

फिर भी यदि तकलीफ बनी रहे तो डॉक्टर से सलाह लें। इसमें संकोच न करें। कई दवाएँ प्री-मेन्स्ट्रुअल सिंड्रोम से राहत दिलाने में कामयाब सिद्ध हुई हैं। इनमें विटामिन बी, ब्रोमोक्रिप्टीन, मूत्रवृद्धिकारक दवाएँ (जैसे डाइटाइड) और मेफेनेमिक एसिड प्रमुख हैं।

नारी-जीवन और यू.टी.आई.

स्त्री के जीवन में मूत्रीय प्रणाली का संक्रमण (यू.टी.आई.) जैसे बदा हुआ है। हर पाँच में से एक स्त्री अपने जीवन-काल में यह कष्ट जरूर भोगती है। इसका कारण उसकी शारीरिक बनावट है, जिससे उसे यह कष्ट कई बार तो बार-बार भी उठाना पड़ता है।

श्रोणी के अंगों की रचना पर ध्यान दें तो पाते हैं कि स्त्री के शरीर में मूत्राशय और मूत्र-छिद्र की दूरी बहुत कम है—सिर्फ तीन-चार सेंटीमीटर। मूत्र-छिद्र भी योनि-छिद्र से एकदम सटा हुआ है और मलद्वार भी दूर नहीं। नतीजतन योनि-छिद्र और मल-द्वार से बैक्टीरिया बहुत आसानी से मूत्र-छिद्र और फिर मूत्र-छिद्र से मूत्राशय तक का रास्ता तय कर लेते हैं।

यह संक्रमण बचपन से लेकर बुढ़ापे तक किसी भी उम्र में तकलीफ दे सकता है, पर जीवन की कुछ खास अवस्थाएँ इसे अतिरिक्त रूप से बढ़ावा देती हैं।

यौन-सक्रियता के शुरू के दिनों में बैक्टीरिया मैथुन के समय

ही मूत्र-छिद्र से मूत्राशय में पहुँच सकते हैं। नवविवाहिताओं में इसीलिए यू.टी.आई. के मामले अधिक देखे जाते हैं। इसी को हनीमून सिस्टाइटिस कहते हैं। गर्भावस्था में भी यू.टी.आई. होने का जोखिम अधिक होता है। फिर प्रसूति के समय मूत्राशय में नली (केथेटर) डाली जाए, तब भी इन्फेक्शन हो सकता है।

मधुमेही महिलाओं में यू.टी.आई. का जोखिम बहुत अधिक होता है। उन्हें यह संक्रमण बार-बार परेशानी दे सकता है।

पथरी, मूत्रीय प्रणाली की जन्मजात विकृतियाँ और कुछ तंत्रिकीय विकार भी संक्रमण की संभावना बढ़ाते हैं।

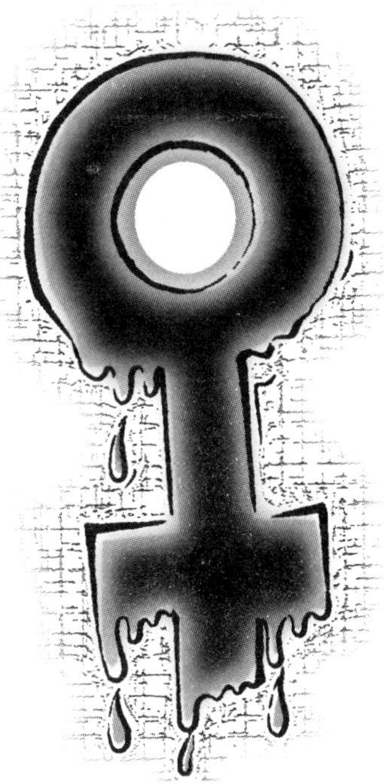

यू.टी.आई. का पहला लक्षण बार-बार हाजत उठना है। मूत्र-त्याग से निवृत्त होने पर फिर दोबारा जाने की जरूरत महसूस होती है, लेकिन जाने पर मात्र कुछ ही बूँद मूत्र उतर पाता है। पेट के निचले हिस्से में दर्द होता है और मूत्राशय में तेज जलन होती है। बुखार भी आ सकता है। मूत्र का रंग धुँधला हो जाता है और वह दुर्गंधमय हो सकता है। आखिरी कुछ बूँदों में खून की बूँदें भी आ सकती हैं।

यदि संक्रमण गुरदों में पहुँच जाए, तो पुट्ठों में दर्द होता है, थकान लगती है, कँपकँपी के साथ तेज बुखार आ सकता है और कै-मितली भी हो सकती है।

यू.टी.आई. के पहले लक्षणों के साथ ही डॉक्टर के पास जाना जरूरी है। मूत्र की रूटीन माइक्रोस्कोपिक जाँच और कल्चर जाँच

से यह स्पष्ट हो जाता है कि इन्फेक्शन किस प्रकार का है और इलाज के लिए कौन सा एंटिबॉयटिक उपयुक्त होगा।

उपचार का आधार एंटिबॉयटिक दवाएँ ही होती हैं। डॉक्टर की सलाह के अनुसार दवा बताई गई मात्रा में 10 से 14 दिन तक लेनी पड़ती है। बीच में दवा छोड़ने से रोग बिगड़ सकता है। दवा के साथ-साथ खूब मात्रा में पानी और दूसरे पेय लेते रहना भी फायदा करता है। इससे मूत्रीय प्रणाली साफ होती रहती है। यह रोगाणुओं को दूर करने का प्राकृतिक उपाय है।

बचाव के उपाय : माँ के लिए जरूरी है कि वह बच्ची को व्यक्तिगत स्वच्छता के प्रति बचपन से ही जागरूक बनाए। जब भी लघुशंका की हाजत उठे, उसे टालें नहीं।

नाइलॉन का जाँघिया न पहनकर, सूती जाँघिया पहनना अच्छा है। सूती वस्त्र में पसीना सोखने की क्षमता अधिक होती है, जिससे रोगाणुओं को पनपने का मौका कम मिलता है।

यौन-सक्रिय महिलाओं के लिए वांछनीय है कि रति-क्रीड़ा के बाद मूत्र त्याग करने के लिए उठें। इससे मूत्राशय साफ हो जाता है और मूत्राशय में रोगाणुओं के घर करने की आशंका कम हो जाती है। यदि बार-बार संक्रमण हो, और उसका संबंध रति-क्रीड़ा से हो, तो डॉक्टर को बताएँ। ऐसे में रति-क्रीड़ा के बाद एंटिबॉयटिक दवा की खुराक लेना यू.टी.आई. को दूर रख सकता है।

धूम्रपान और स्वास्थ्य

एक विश्वव्यापी अध्ययन की रपट के मुताबिक अगर दुनिया में सिगरेट पीनेवालों की वर्तमान दर बनी रही, तो 20 साल बाद हर मिनट दुनिया में बीस लोग धूम्रपान-जन्य मृत्यु की भेंट चढ़ रहे होंगे।

यह चौंका देनेवाली जानकारी कैंसर शोध में जुटे संस्थान इंपीरियल कैंसर रिसर्च फंड ने दी है। वर्तमान आँकड़ों के हिसाब से आज सालाना तीस लाख मौतें सीधे धूम्रपान से जुड़ी हैं। लेकिन सिगरेट पीनेवालों की दर अगर इसी स्तर पर रही, तो मौतों की यह दर्दनाक

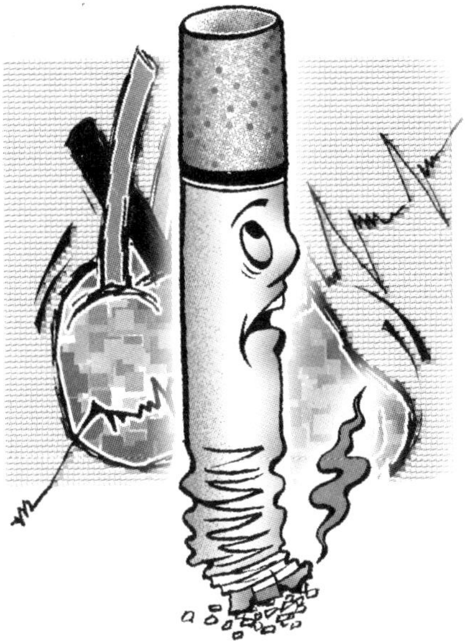

तादाद बढ़ते हुए सन् 2020 तक एक करोड़ पार कर जाएगी। यानी हर तीन सेकेंड पर कहीं कोई एक जीवन धूम्रपान की भेंट चढ़ जाएगा। इन आँकड़ों को निकालने में विकसित देशों की धूम्रपान की घटती दर का भी ध्यान रखा गया है।

मायने कि धूम्रपान के विरुद्ध छिड़ी सामाजिक मुहिम अभी और तेज करनी होगी। ग्लैमर विज्ञापनों पर सख्ती से पाबंदी लगानी होगी और इसकी हानियों के बारे में युवा पीढ़ी में जागृति लानी होगी। साथ ही सार्वजनिक स्थलों पर धूम्रपान पर लगे प्रतिबंध को सख्ती से लागू करना होगा।

धूम्रपान एक व्यसन है

सिगरेट पीनेवाले प्रायः यह समझते हैं कि धूम्रपान महज एक आदत है, जिसे जब चाहें छोड़ा जा सकता है। कुछ लोगों के लिए यह बात सच हो सकती है, पर एटलांटा, अमेरिका के सेंटर फॉर डिजीज कंट्रोल (सी.डी.सी.) के अनुसंधानकर्ताओं के मुताबिक अनेक मामलों

में धूम्रपान सचमुच एक व्यसन बन जाता है। धूम्रपान के प्रति लोग इतना आसक्त हो जाते हैं कि सिगरेट के बिना उनका काम ही नहीं चलता। मात्र सिगरेट कम करने से ही उनमें छटपटाहट होने लगती है। कुछ की सिगरेट की तलब लगातार बढ़ती ही चली जाती है। निकोटीन का मनचाहा प्रभाव पाने के लिए उन्हें पहले से अधिक संख्या में सिगरेट पीने की जरूरत पड़ने लगती है।

भलाई इसी में है कि धूम्रपान से बचे रहें। कोई संगी-साथी, मित्र या सीनियर कहे तब भी साफ मना कर दें। जिन्हें यह आदत है, उन्हें भी इसे त्याग देना चाहिए। सबसे जरूरी मानसिक संकल्प है, फिर अगर कोई मानसिक या शारीरिक परेशानी आए तो कुछ दिन के लिए मनोचिकित्सक की राय से कुछ प्रशांतक (ट्रेंक्यूलाइजर) और मानसिक व्यग्रता को दूर करनेवाली दवाएँ भी ली जा सकती हैं।

सिगरेट बुरी ही है !

कुछ सिगरेट पीनेवाले यह सोचते हैं कि 'हलकी' सिगरेट पीने से स्वास्थ्य को कम नुकसान होगा। सिगरेट-निर्माता कंपनियाँ भी इस भ्रम को 'लाइट', 'लो निकोटीन', 'लो टार' सिगरेट बनाकर और विज्ञापित कर बाकायदा बढ़ावा देती आई हैं।

लेकिन ब्रिटिश मेडिकल जर्नल में प्रकाशित एक अध्ययन के मुताबिक इस बात में जरा भी दम नहीं है कि कोई सिगरेट कम नुकसानदेह होती है। इस अध्ययन में दिल के दौरे से गुजरे 1000 रोगियों की तंबाकू सेवन विषयक आदतों का विश्लेषण दिया गया है। निचोड़ यह है कि सिगरेट में तंबाकू की मात्रा कितनी है, इससे उसकी घातकता में कोई अंतर नहीं आता।

सिगरेट पीनेवालों में कई रोग औसत दर से अधिक संख्या में होते हैं। मुँह, गले, स्वरयंत्र, फेफड़े, ग्रासनली और मूत्राशय का कैंसर, श्वास-रोग, क्रोनिक ब्रोंकाइटिस, कोरोनरी धमनी हृदय रोग, पेट का अल्सर, टाँगों और पैरों की धमनियों की सिकुड़न, जिगर का सिरोसिस

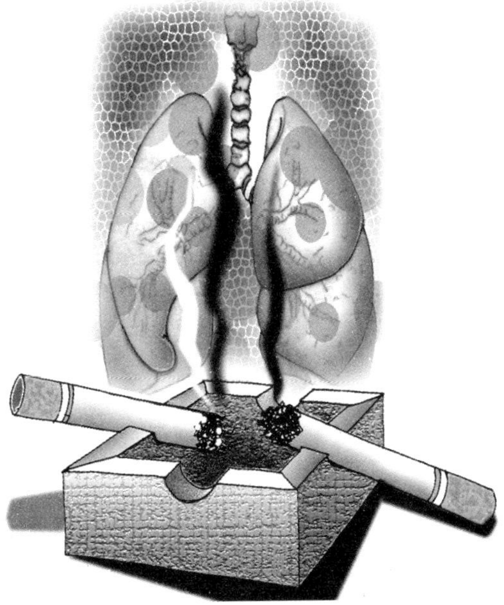

जैसे अनेक कष्टदायक और जानलेवा रोग तंबाकू खाने-पीने से पैदा हो सकते हैं। नुकसान न सिर्फ बीड़ी, सिगरेट, पाइप पीनेवालों को होता है, बल्कि उनके आसपास आसीन लोगों को भी इसका खामियाजा भुगतना पड़ता है।

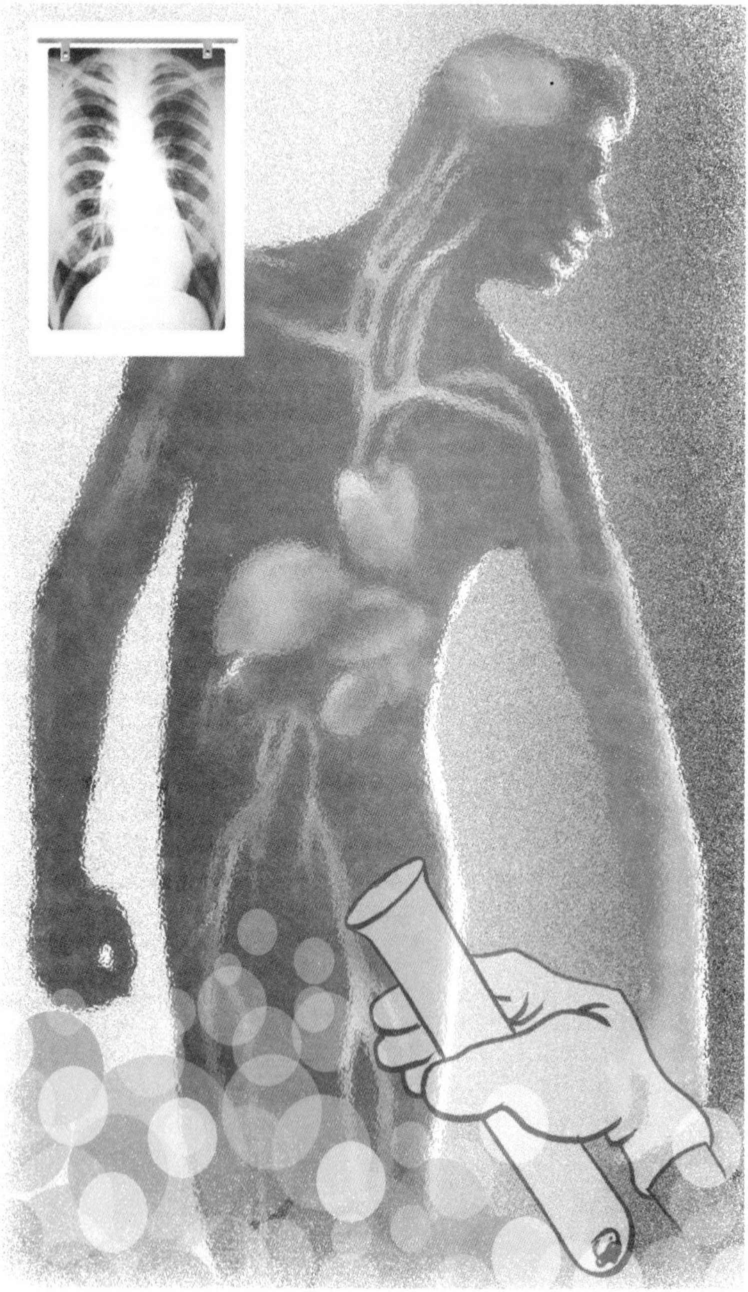

विकारं खलु परमार्थतोऽज्ञात्वानारंभः प्रतीकारस्य।

निश्चय ही, रोग को ठीक-ठीक जाने बिना
उसकी चिकित्सा प्रारंभ नहीं की जा सकती।

कालिदास (अभिज्ञानशाकुंतल)

दूसरा खंड

जाँच-परख

लैबोरेटरी टेस्ट

शरीर के भीतर की रामकहानी जानने और अलग-अलग अंगों की तंदुरुस्ती आँकने के लिए डॉक्टर कई प्रकार के लैबोरेटरी टेस्टों की मदद लेते हैं। उनके परिणाम देखकर साफ पता चल जाता है कि शरीर की भीतरी जैव-रासायनिकी में कहाँ, कैसी अनियमितता आई है, कौन सा अंग रुग्ण है, यह रुग्णता कितनी गंभीर है और इससे मुक्त होने के लिए किन उपायों की जरूरत है।

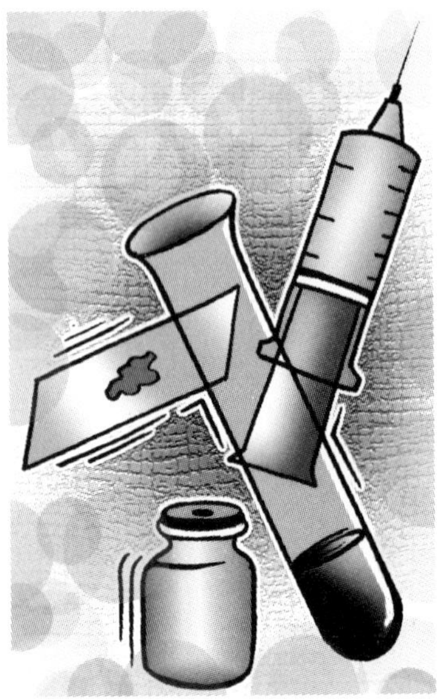

सामान्य स्वास्थ्य के आकलन के साथ-साथ सूझ-बूझ के साथ किए गए जाँच परीक्षण आरंभिक अवस्था में ही रोग की पहचान करा सकते हैं। उनकी मदद से यह महत्त्वपूर्ण जानकारी भी हासिल की जा सकती है कि आगे स्वस्थ रहने के लिए क्या-क्या सावधानियाँ जरूरी हैं और

यदि कोई रोग है तो उसका इलाज कितना प्रभावी सिद्ध हो रहा है तथा इलाज में किसी परिवर्तन की जरूरत तो नहीं है। परिवार में कोई आनुवंशिक रोग जैसे डायबिटीज या गाउट हो, तो उसके प्रति सावधान रहने के लिए भी समय-समय पर उपयुक्त लैबोरेटरी टेस्ट कराए जा सकते हैं।

सालाना डॉक्टरी जाँच के समय भी कुछ बुनियादी टेस्ट अवश्य करा लेने चाहिए। इससे एक तो इस बात की पुष्टि हो जाती है कि सब ठीक-ठाक है, दूसरा यह भी साफ हो जाता है कि अमुक व्यक्ति के लिए किसी टेस्ट की सामान्य सीमा क्या है।

किसी भी जाँच-रिपोर्ट का आकलन करते समय कई बातें ध्यान में रखी जाती हैं। व्यक्ति की उम्र, उसका लिंग, उसके जीने का ढंग क्या है, वह कौन-कौन सी दवाएँ ले रहा है—इन सभी बातों को ठीक-ठीक जानकर ही किसी जाँच-परिणाम का ठीक से आकलन हो पाता है।

सामान्य-असामान्य की सीमाएँ भी हर किसी में एक जैसी नहीं होतीं। सामान्य परिमान (स्टैंडर्ड) 95 प्रतिशत लोगों पर ही लागू होते हैं। 2.5 प्रतिशत लोगों की सामान्य सीमा इस सामान्य परिमान से कम और उतनों की ही इससे अधिक होती है, यह प्रकृति का नियम है। अपनी सामान्य सीमाओं का गणित जानने के लिए अपनी टेस्ट रिपोर्ट हमेशा सँभालकर रखनी चाहिए और तिथि के हिसाब से उनका रिकॉर्ड रखना चाहिए।

प्रत्येक अंग, जैसे—दिल, गुरदों, जिगर, अग्न्याशय (पैंक्रियाज़), थाइरॉयड, रक्त-मज्जा की जाँच करने के लिए अलग-अलग टेस्ट सुनिश्चित हैं। ये टेस्ट उनकी कार्यक्षमता का आकलन करते हैं, जिससे उनकी वर्तमान स्थिति की जानकारी प्राप्त हो जाती है। कुछ टेस्ट शरीर की जैव-रासायनिकी का ही बोध कराते हैं, कुछ रक्त रचना का—कि हीमोग्लोबीन कितना है, रक्त-कणों की संख्या कितनी है, अलग-अलग रक्त-कणों का अनुपात क्या है, आदि। इसी प्रकार कुछ विशेष टेस्ट—रक्त, मूत्र, मल या शरीर के किसी विशेष ऊतक या स्राव की जाँच किसी रोग के होने-न होने की पुष्टि करते हैं।

कुछ प्रमुख लैबोरेटरी जाँच परीक्षणों का विवरण यहाँ प्रस्तुत है :

रक्त की जाँच

ब्लड-शुगर : हमारे खून में शर्करा (शुगर) की मात्रा हर समय एक जैसी नहीं रहती। हम कितने समय से उपवास कर रहे हैं, हमने कब, कितना, क्या खाया-पीया है, इसका रक्त-शर्करा पर सीधा असर

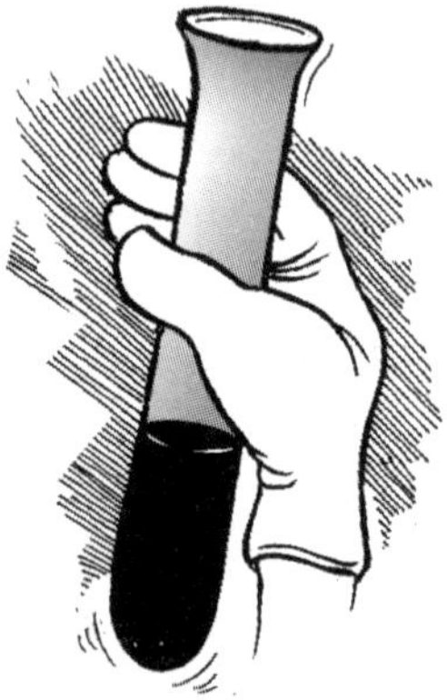

पड़ता है। अतएव विधिवत् जाँच के लिए उपवास (फास्टिंग) और भोजनोपरांत (पोस्ट-प्रेंडियल) दोनों ही स्थितियों में ब्लड-शुगर की जाँच की जाती है।

यदि खाली पेट की गई जाँच में शुगर की मात्रा 140 मिलीग्राम प्रतिशत या उससे अधिक मिले और भोजन करने के दो घंटे बाद मात्रा 200 मिलीग्राम प्रतिशत या उससे अधिक हो तो यह असामान्य है।

यह जाँच डायबिटीज के निदान में और डायबिटीज होने पर रोग की स्थिति का आकलन करने में अत्यंत महत्त्वपूर्ण है।

ग्लाइकोस्लेटेड हीमोग्लोबीन (HBA_1) : इस जाँच से विगत 6 से 8 हफ्तों की औसत रक्त-शर्करा का पता लग सकता है। सामान्य रूप से ग्लाइकोस्लेटेड हीमोग्लोबीन 5 से 9 प्रतिशत के बीच होनी चाहिए।

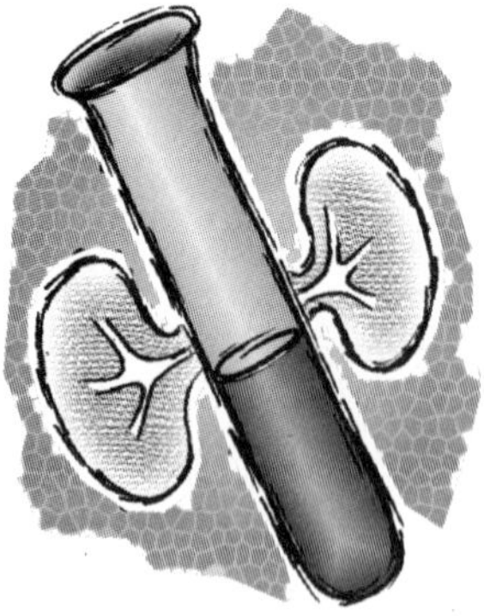

ब्लड यूरिया : यूरिया शरीर में प्रोटीन के विघटन से बनता है और गुरदे उसे शरीर से साफ करते हैं। अतएव गुरदों की कार्य-क्षमता के आकलन के लिए ब्लड यूरिया की जाँच करना उपयोगी सिद्ध होता है।

सामान्य व्यक्ति में ब्लड यूरिया की मात्रा 15 से 40 मिलीग्राम प्रतिशत होती है।

सिरम क्रिएटिनिन : पेशियों में प्रोटीन

के चयापचय से बननेवाला क्रिएटिनिन भी गुरदों द्वारा ही साफ किया जाता है। जब गुरदे ठीक से काम नहीं करते, तब खून में क्रिएटिनिन बढ़ जाता है।

सामान्य व्यक्ति के खून में क्रिएटिनिन की मात्रा 0.6 से 1.4 मिलीग्राम प्रतिशत के बीच पाई जाती है।

सिरम कोलेस्ट्रोल : कोलेस्ट्रोल पशुओं से मिलनेवाले खाद्य पदार्थों में उपस्थित चरबी का अंश है। हमारा शरीर अपने से भी इसका निर्माण करता है। कोलेस्ट्रोल हमारे शरीर की कई सामान्य क्रियाओं के लिए अनिवार्य है (अधिक विवरण के लिए देखें इसी श्रृंखला में प्रकाशित पुस्तक *सबके लिए स्वास्थ्य*)। पर उसकी अधिकता स्वास्थ्य के लिए हानिकारक है। उसके बढ़े रहने पर हमारी रक्त-धमनियों में चरबी जमने की क्रिया तेज हो जाती है। यह हृदय रोग—कोरोनरी आर्टरी डिजीज—का प्रमुख कारण है।

सिरम कोलेस्ट्रोल की उच्चतर सामान्य सीमा 220 मिलीग्राम प्रतिशत है, पर बेहतरी इसमें है कि इसे 180 मिलीग्राम प्रतिशत तक सीमित रखा जाए।

सिरम कोलेस्ट्रोल की जाँच के लिए सुबह खाली पेट जाना जरूरी है। कुछ खा-पी लेने से इसकी मात्रा में उतार-चढ़ाव आ सकता है।

सिरम ट्राइग्लिसराइड्स : यह भी रक्त में पाई जानेवाली चरबी का एक अंश है। इसका स्तर हमारे खान-पान के साथ घटता-बढ़ता रहता है। जो लोग अपनी जरूरत से ज्यादा कैलोरी लेते हैं, मदिरा के आदी होते हैं, मधुमेही होते हैं, अतिरिक्त तनाव रखते हैं, उनमें ट्राइग्लिसराइड्स की मात्रा बढ़ जाती है।

सामान्य रूप से यह मात्रा 130 मिलीग्राम प्रतिशत से नीचे रहनी चाहिए।

हाई डेंसिटी लाइपोप्रोटीन (एच.डी.एल.) : एच.डी.एल. कोलेस्ट्रोल का वह अंश है, जो दिल को सुरक्षा प्रदान करता है। नियमित व्यायाम और स्वस्थ संतुलित आहार से इसे उचित स्तर पर रखा जा सकता है।

सिरम यूरिक एसिड : यह न्यूक्लिइक एसिड्स के विघटन से बनता है। इसकी वृद्धि से गाउट नामक रोग पैदा हो जाता है। गुरदों में यूरिक एसिड जमने से पथरी भी बन सकती है।

सिरम बिलिरूबिन : बिलिरूबिन पित्त का प्रमुख अंश है। यह रक्त-कणिकाओं के टूटने से जिगर में बनता है और इसका काम भोजन में उपस्थित वसा का छोटी आँत में इमल्सीकरण करना है। इसके बढ़ने से शरीर पर पीलापन चढ़ जाता है, जिसे पीलिया (जोंडिस) कहा जाता है। यह लक्षण अनेकानेक विकारों में देखा जा सकता है।

सोडियम : शरीर की सभी कोशिकाओं के सुचारु रूप से कार्य करने के लिए सोडियम की जरूरत पड़ती है। ब्लड-प्रेशर बढ़ने पर और गुरदों के ठीक से काम न करने पर इसे सीमित मात्रा में ही ग्रहण करना होता है।

पोटेशियम और क्लोराइड : सोडियम की ही तरह ये दोनों इलैक्ट्रोलाइट भी कोशिकाओं के सुचारु रूप से कार्य करने के लिए जरूरी हैं। इनकी मात्रा घटना या बढ़ना अस्वास्थ्यकर है।

सिरम बाइकार्बोनेट : यह शरीर में उपस्थित कार्बन डायआक्साइड का द्योतक है। हमारा शरीर गुरदों और फेफड़ों की मदद से कार्बन डायआक्साइड का नियमन करता है। दोनों अंगों में से किसी एक के रुग्ण होने पर इसका स्तर बढ़ जाता है।

सिरम कैल्शियम और फोसफोरस : मुख्यतः हड्डियों में पाए जाने वाले ये खनिज तत्त्व हड्डियों के स्वास्थ्य, शरीर में विटामिन डी की मात्रा और परावटु ग्रंथि में बननेवाले पैराथारमोन से नियंत्रित होते हैं। कई प्रकार के विकारों में इनमें घट-बढ़ होती है।

सिरम एल्केलाइन फोस्फटेज : यह एक एंजाइम है जो फोसफोरस मेटाबालिज्म में विशेष दायित्व पूरा करता है। हड्डियों और जिगर के विकारों में इसकी मात्रा बढ़ जाती है।

सिरम लेक्टिक डीहाइड्रोजेनेस (एल.डी.एच.) : यह एंजाइम लेक्टिक एसिड के मेटाबालिज्म में काम आता है। यह शरीर के सभी ऊतकों में उपस्थित होता है, पर पेशियों और लाल रक्त-कणिकाओं में यह सबसे अधिक होता है। दिल का दौरा पड़ने, फेफड़े की धमनी में रक्त का थक्का फँसने जैसी कुछ गंभीर स्थितियों में इसकी मात्रा बढ़ जाती है।

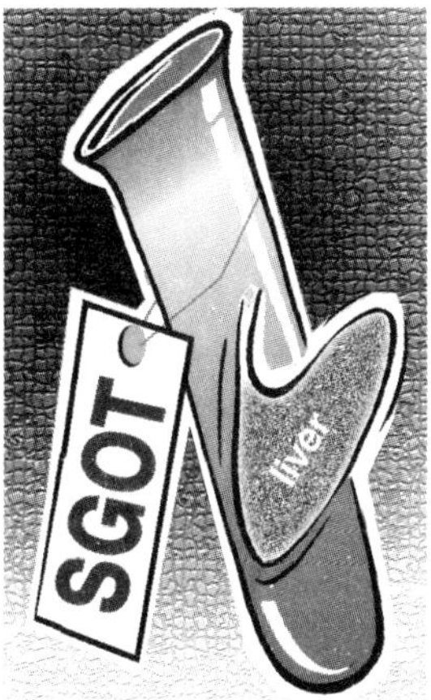

एस.जी.ओ.टी. : सिरम ग्लुटेमिक ऑक्सेलएसिटिक ट्रांसएमिनेस, जिसे एस्पार्टेट ट्रांसफरेस (ए.एस.टी.) के रूप में भी मापा जाता है, एमीनो एसिड मेटाबॉलिज्म में काम आनेवाला एंजाइम है। यह जिगर और पेशियों में उपस्थित होता है। जिगर के रोग, दिल का दौरा, पेशी की चोट और कुछ खास तंत्रिकातंत्रीय रोगों में यह बढ़ जाता है।

एस.जी.पी.टी. : सिरम ग्लुटेमिक पाइरूविक ट्रांसएमिनेस जिगर में एमीनो एसिड मेटाबॉलिज्म का सहभागी एंजाइम है। जिगर के रोगों में इसमें वृद्धि हो जाती है।

सिरम प्रोटीन : खून में दो प्रकार की प्रोटीन पाई जाती हैं—एलब्यूमिन और ग्लोब्यूलिन।

***एल्ब्यूमिन* :** खून में पाई जानेवाली प्राइमरी प्रोटीन है। यह हार्मोन और इलैक्ट्रोलाइट का वाहन है।

ग्लोब्यूलिन : यह रक्षक प्रोटीन हमारे शरीर की रक्षा करती है और हमें कई प्रकार के रोगों से बचाती है।

साधारणतया दोनों प्रोटीन एक निश्चित अनुपात और मात्रा में उपस्थित होती हैं। लेकिन आहार में लंबे समय तक प्रोटीन की कमी रहे, या गुर्दे रुग्ण हो जाएँ और प्रोटीन मूत्र के रास्ते शरीर से जाने लगे, या जिगर का सिरोसिस हो जाए, या आँतों में सूजन बनी रहने के कारण भोजन से प्रोटीन जज्ब न हो सके, तो उनकी मात्रा और अनुपात दोनों में ही फेर-बदल आ जाता है।

सिरम T_3, T_4, TSH : यह जाँच थाइरॉयड ग्रंथि के विषय में जानकारी देती है। टी$_3$ और टी$_4$ (थाइरॉक्सिन) थाइरॉयड में बननेवाले दो हार्मोन हैं, जबकि टी.एस.एस., पीयूष ग्रंथि में बननेवाला हार्मोन है जो थाइरॉयड ग्रंथि को हार्मोन बनाने के लिए प्रेरित करता है।

ब्लड कल्चर : बुखार होने पर यदि रक्त में बैक्टीरिया के संक्रमण की संभावना नजर आती है, तब डॉक्टर ब्लड कल्चर कराने की राय देते हैं। इस जाँच में मरीज से रक्त की कुछ बूँदें लेकर प्रयोगशाला में विशेष कल्चर मीडियम पर रोपित की जाती हैं। खून में कोई बैक्टीरिया होता है तो उसे बढ़ने का समुचित अवसर मिल जाता है, जिससे वह पहचान में आ जाता है।

यह जाँच सामान्य बैक्टीरिया के अलावा मोतीझरा बुखार उत्पन्न करनेवाले सालमेनेला बैक्टीरिया की उपस्थिति का पता लगाने के लिए भी की जाती है।

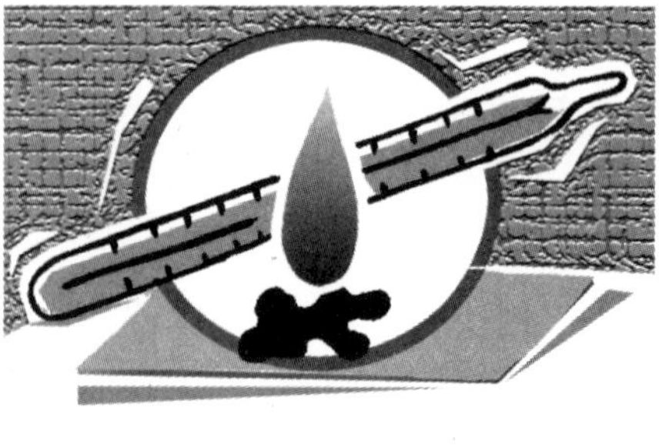

विडाल टेस्ट : यह टेस्ट बुखार के दूसरे हफ्ते में टायफॉयड बुखार की पुष्टि करने में सहायक सिद्ध होता है। इसमें रोगी के खून में टायफॉयड और पैराटायफॉयड

बैक्टीरिया के विरुद्ध पनपी रोग-प्रतिकारक पिंड (एंटिबॉडी) की जाँच की जाती है। यदि 1/100वीं डाइल्यूशन में 'ओ' एग्लूटिनिन और 1/200वीं डाइल्यूशन में 'एच' एग्लूटिनिन की पुष्टि हो तो रोग होने की लगभग पुष्टि हो जाती है।

रूमेटॉयड फैक्टर : यह टेस्ट खून में विशेष प्रकार की एंटिग्लोब्यूलिन की उपस्थिति की जाँच करता है। इसकी पुष्टि होने से रूमेटॉयड आर्थराइटिस होने को समर्थन मिलता है।

ए.एस.ओ. टाइटर : यह टेस्ट रूमेटिक बुखार के पुष्टिकरण के लिए किया जाता है। 300 यूनिट से अधिक की एंटिस्ट्रेप्टोलाइसिन 'ओ' टाइटर रूमेटिक बुखार होने का प्रमाण है।

ब्लड फॉर मलेरियरल पेरासाइट (एम.पी.) : यह टेस्ट खून में मलेरिया

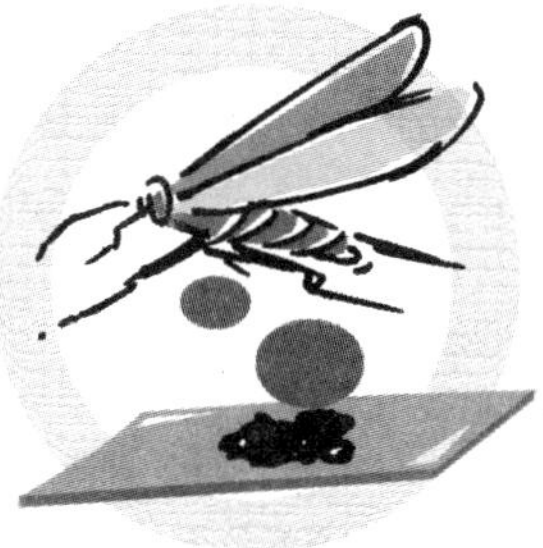

परजीवी को ढूँढ़ने के लिए किया जाता है। परजीवी का दिखना पुष्टि कर देता है कि बुखार मलेरिया ही है।

वी.डी.आर.एल. टेस्ट : यह टेस्ट रतिज रोग आतशक (सिफिलिस) की पुष्टि के लिए किया जाता है। संक्रमण के चार से छह हफ्ते बाद ही इस टेस्ट से सिफिलिस होने का पुष्टिकरण हो पाता है।

हीमोग्राम : यह टेस्ट रक्त-कणिकाओं की गणना, रूप-स्वरूप और

लाल रक्त-कणिकाओं में हीमोग्लोबीन की मात्रा की जाँच के लिए किया जाता है।

हीमोग्लोबीन (H b) : वह प्रोटीन है जो लौह तत्त्व से जुड़ी होती है और शरीर में आक्सीजन संवहन का महत्त्वपूर्ण कार्य करती है। हीमोग्लोबीन का कम होना अनीमिया का सूचक है।

रेड ब्लड काउंट (R.B.C.) : यह टेस्ट लाल रक्त-कणिकाओं की गणना करता है। इस संख्या का घटना और बढ़ना कई प्रकार के विकारों की ओर इशारा करता है।

व्हाइट ब्लड काउंट (W.B.C) : यह टेस्ट प्रति क्यूबिक मिलीमीटर श्वेत रक्त-कणिकाओं की गिनती करता है। लाल रक्त-कणिकाओं के समान ये रक्त-कण भी मज्जा में बनते हैं और उन पर शरीर की रक्षा की जिम्मेदारी होती है।

सफेद कणिकाओं का घटना-बढ़ना कई प्रकार के रोगों को बिंबित करता है। शरीर में किसी संक्रमण की उपस्थिति कणिकाओं को बढ़ा देती है। रक्त-कैंसर में भी यह गिनती अचानक बहुत बढ़ जाती है। लेकिन शरीर की बचाव प्रणाली को तोड़नेवाले रोगों, जैसे—एड्स, में यह संख्या असामान्य रूप से गिर जाती है। कैंसर के इलाज के लिए दी जानेवाली दवाएँ भी यह कुप्रभाव दर्शा सकती हैं।

डिफ्रेंशियल व्हाइट सेल काउंट (D.L.C.) : श्वेत रक्त-कणिकाएँ पाँच प्रकार की होती हैं—न्यूट्रोफिल, लिम्फोसाइट, इओसिनोफिल, बेसोफिल और मोनोसाइट। इनका अलग-अलग दायित्व है, लेकिन स्वस्थ व्यक्ति में ये कणिकाएँ एक निश्चित संख्या और अनुपात में पाई जाती हैं। किसी एक के बढ़ने से वह अनुपात बिगड़ जाता है, जिससे कई प्रकार के रोगों की टोह मिल जाती है। मसलन बैक्टीरियाई संक्रमणों में लिम्फोसाइट, एलर्जी में इओसिनोफिल।

इरिथ्रोसाइट सेडिमेंटेशन रेट (E. S. R.) : यह टेस्ट लाल रक्त-कणिकाओं के रक्त से अलग होकर नीचे की तरफ बैठने की रफ्तार की जाँच करता है। यह रफ्तार कई प्रकार की सामान्य-असामान्य परिस्थितियों में बढ़ जाती है। गर्भावस्था में इसका बढ़ना सामान्य है। लेकिन यह अनीमिया, संक्रामक रोग, चिरकारी रोग, सूजन और कैंसर सहित कई प्रकार की असामान्य स्थितियों में भी बढ़ जाता है। यह वृद्धि किसी एक विशेष रोग की ओर संकेत नहीं करती, लेकिन इतना जरूर प्रकट करती है कि शरीर के भीतर कुछ असामान्य भी घट रहा है। चिरकारी रोगों में इसका साप्ताहिक मापन यह जानने में मदद करता है कि रोग का रुख क्या है।

यह जाँच खाली पेट ही करवानी चाहिए, वरना परिणाम गलत हो सकता है।

मूत्र की जाँच

मूत्र की जाँच से भी कई प्रकार के विकार पहचाने जा सकते हैं। इसके लिए कई प्रकार की जाँच की जाती हैं। मूत्र की पी.एच. ($_pH$), आनुपातिक तौल (स्पेसिफिक ग्रेविटी), कोशिकाओं (सेल), लाल कणिकाओं, विशिष्ट रसायन, प्रोटीन, शुगर और क्रिस्टल (कणों) की उपस्थिति की विशिष्ट विधियों से जाँच की जाती है जिससे कई प्रकार के रोगों की पहचान में मदद मिलती है।

रक्त के ही समान मूत्रीय प्रणाली में संक्रमण होने के डॉक्टरी शक की पुष्टि के लिए मूत्र की कल्चर जाँच भी की जाती है।

मल–परीक्षा

आँतों में पैठ करनेवाले कृमि और परजीवी, जैसे–अमीबा, का पता लगाने के लिए मल परीक्षा की जाती है। इसी प्रकार उसमें खून की जाँच भी की जाती है, जिससे यह पुष्टि हो जाती है कि अँतड़ियों में कहीं रक्त-स्राव हो रहा है।

बलगम की जाँच (स्पूटम टेस्ट)

बलगम में भी कई प्रकार के बैक्टीरिया, विशेषकर टी.बी. के बैक्टीरिया, दिखाई दे सकते हैं। यह रोग की पुष्टि का सबसे विश्वसनीय उपाय है।

प्रेगनेंसी टेस्ट

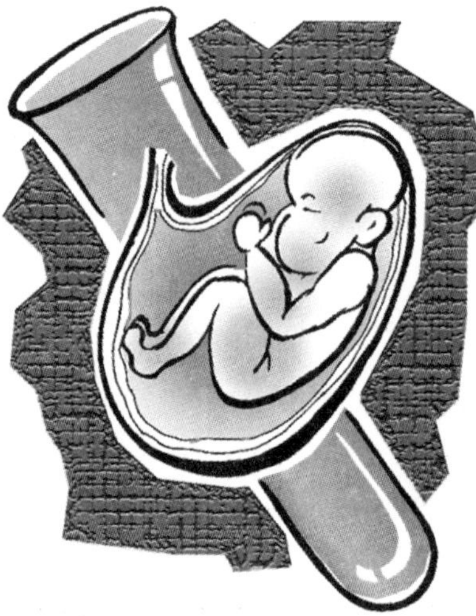

मूत्रीय जाँच से गर्भधारण होने की पुष्टि का किस्सा अब इतना पुराना हो गया है कि उसके बारे में अनगिनत दिलचस्प कहानियाँ और ठिठोलियाँ कहने-सुनने में आती हैं। लेकिन समय के साथ यह टेस्ट सुगम होता गया है और अब यह बहुत आसानी से हर किसी जाँच प्रयोगशाला में कराया जा सकता है। कुछ कंपनियों ने 'प्रेगनेंसी होम टेस्ट' की किट भी बनाई हैं, जो केमिस्ट की दुकान से खरीदी जा सकती हैं। उनकी मदद से स्त्रियाँ अपने आप यह जाँच कर सकती हैं। यह प्रेगनेंसी टेस्ट महीना न आने के दस-पंद्रह दिन बाद से पॉजिटिव हो जाता है; लेकिन सही रिपोर्ट के लिए बहुत जरूरी है कि स्त्री सुबह का पहला नमूना ही जाँच के लिए भेजे। ऐसे नमूने में प्रेगनेंसी हार्मोन एच.सी.जी. प्रचुर मात्रा में होता है, जिसकी उपस्थिति जाँचना ही टेस्ट की बुनियाद है।

इस टेस्ट की विश्वसनीयता 98 से 99 प्रतिशत तक आँकी गई है।

पैथोलाजिकल बायोप्सी

शरीर के किसी भी अंग में आई विकृति, ट्यूमर, कैंसर जैसे सब तरह के विकारों में रोग का सबसे विश्वसनीय निदान कोशिकीय स्तर पर ही होता है। इसके लिए रुग्ण अंग के रोगग्रस्त भाग से ऊतक का नमूना लिया जाता है और फिर उसकी सूक्ष्म जाँच की जाती है। इसे ही बायोप्सी कहा जाता है।

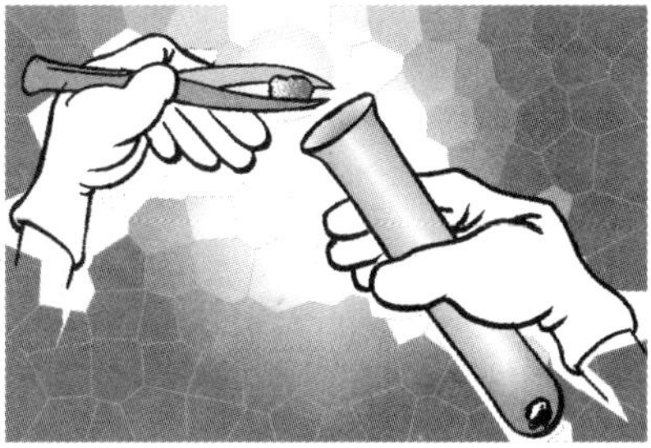

ऊतकीय नमूना कई विधियों से हासिल किया जाता है। बारीक सुई से चूषण क्रिया द्वारा नमूना हासिल करना फाइन निडल एस्पिरेशन सायटोलॉजी (FNAC) कहलाता है। ऑपरेशन द्वारा रुग्ण अंग तक पहुँचकर ऊतक का नमूना लेने को खुली बायोप्सी (Open biopsy) कहा जाता है। इसी प्रकार कुछ स्थितियों में पूरा का पूरा विकारग्रस्त भाग ही निकाल लिया जाता है और उसे जाँच के लिए भेज दिया जाता है। यह विधि एक्सीजन बायोप्सी (Excision biopsy) कहलाती है।

इलेक्ट्रोकार्डियोग्राम (ई.सी.जी.)

दिल की जाँच में ई.सी.जी. बहुत पुराना और महत्त्वपूर्ण टेस्ट है। इसे सन् 1903 में आइनथोवन ने अत्यंत संवेदनशील गैल्वनोमीटर का प्रयोग करते हुए विकसित किया था। इसके लिए उन्हें सन् 1924 में नोबेल पुरस्कार से भी सम्मानित किया गया।

ई.सी.जी. दिल की मांसपेशियों में प्रवाहित विद्युत तरंगों का लेखा-जोखा है। इसका अध्ययन कर डॉक्टर दिल की मांसपेशियों, धड़कनों, लय-ताल और चैंबर्स की स्थिति के बारे में महत्त्वपूर्ण जानकारी प्राप्त कर लेता है। इसके आधार पर वह आगे के जाँच-परीक्षण और इलाज का फैसला कर सकता है। एंजाइना के दर्द और दिल का दौरा पड़ने पर मांसपेशियों

की असल स्थिति, दिल की तालबद्धता में आई असामान्यता, किसी भी चैंबर में कोई गड़बड़, दिल को चारों तरफ से घेरे रहनेवाली पेरिकार्डियम झिल्ली में पानी का भरना जैसे नाना प्रकार के हृदय रोगों/विकारों में यह जाँच उपयोगी साबित होती है।

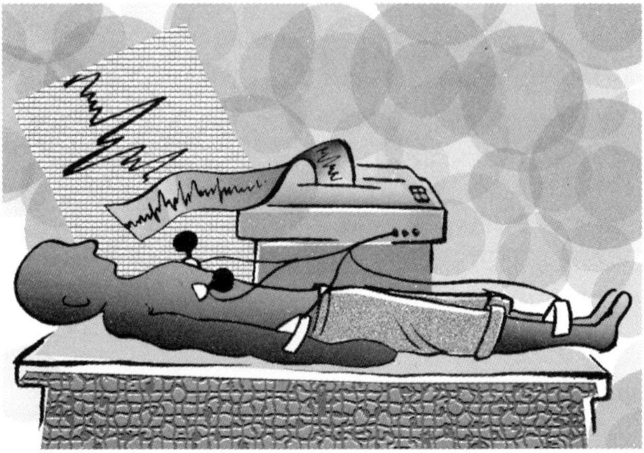

यह जाँच बगैर किसी पूर्व तैयारी के किसी भी वक्त सरलता से कराई जा सकती है। जाँच के वक्त रोगी की छाती, कलाइयों और टखनों पर जैली लगाई जाती है। उसके बाद उन स्थानों पर तार से जुड़ी प्लास्टिक की डिस्क चिपका दी जाती है। ये तारें ई.सी.जी. मशीन के रिकॉर्डिंग यंत्र से जुड़ी रहती हैं। प्लास्टिक की डिस्क के माध्यम से दिल की मांसपेशियों में उत्पन्न हो रही विद्युत् तरंगों के संकेत मिलते हैं। ये संकेत तारों के जरिए रिकॉर्डिंग मशीन में एक ग्राफ पेपर पर दर्ज होते रहते हैं। इस प्रकार रोगी के दिल की मांसपेशियों में प्रवाहित विद्युत् तरंगों का एक स्थायी रिकॉर्ड प्राप्त कर लिया जाता है।

यह जाँच चंद मिनटों में पूरी हो जाती है और रोगी को किसी भी किस्म की कोई तकलीफ नहीं होती। रोगी या उसके संबंधियों को इस बात का ध्यान रखना चाहिए कि ई.सी.जी. अगर बिलकुल सामान्य हो तब भी उसे सँभालकर रखें। रोगी के जितने भी ई.सी.जी. जब-जब लिये गए हों, उन्हें देखकर डॉक्टर दिल की वास्तविक स्थिति अधिक आसानी से समझ सकता है।

हॉल्टर मॉनीटरिंग

हॉल्टर मॉनीटरिंग वह खास जाँच-पद्धति है जिसके द्वारा रोगी का चौबीस घंटों तक का ई.सी.जी. लगातार रिकॉर्ड किया जाता है। पॉकेट ट्रांजिस्टर के आकार का ई.सी.जी. रिकॉर्डर यूनिट और ई.सी.जी. का विश्लेषण करनेवाला खास कंप्यूटर, जिसे एनालाइजर कहते हैं, इस विधि में इस्तेमाल किए जाते हैं। जिस रोगी के दिल की जाँच करनी होती है, उसकी छाती पर इलेक्ट्रोड्स (प्लास्टिक डिस्क्स) लगा दिए जाते हैं और उन्हें हॉल्टर रिकॉर्डर से जोड़ दिया जाता है। रिकॉर्डर को रोगी की बेल्ट से बाँध दिया जाता है, इससे रोगी को रोजमर्रा की तरह अपने सभी सामान्य काम-धंधों और खान-पान की छूट होती है। हाँ, उसे यह हिदायत अवश्य होती है कि वह अपनी हरेक गतिविधि का ब्यौरा समयानुसार एक डायरी में जरूर लिखता रहे। इस बीच यदि उसे किसी तरह का दर्द या तकलीफ महसूस हो तो उसे भी समय के साथ अपनी डायरी में नोट कर लें। इस दौरान हॉल्टर रिकॉर्डर पर रोगी का ई.सी.जी. बराबर रिकॉर्ड होता रहता है। यानी इससे दिल की गतिविधि का पूरा लेखा-जोखा प्राप्त हो जाता है।

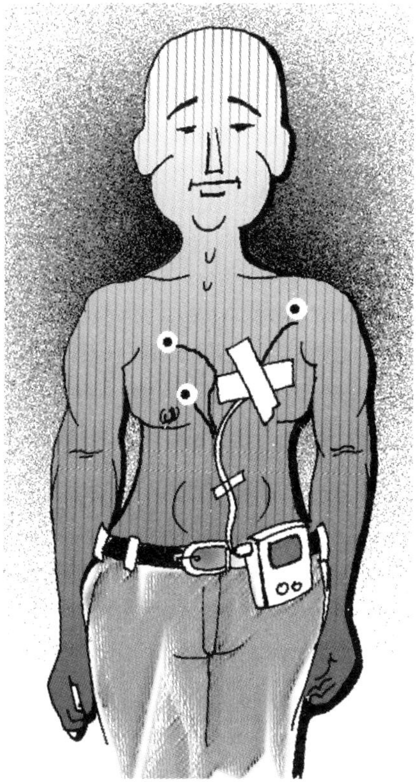

जाँच के लिए रोगी को न तो किसी किस्म की कोई खास तैयारी

करनी होती है और न उसकी गतिविधियों पर ही कोई प्रतिबंध होता है। सिर्फ स्नान करने की मनाही होती है, ताकि इलेक्ट्रोड्स अपने स्थान पर बने रहें। जाँच की अवधि पूरी होने पर अस्पताल में रोगी पर से रिकॉर्डर और इलेक्ट्रोड्स हटा लिये जाते हैं, फिर एनालाइजर की मदद से विशेषज्ञ ई.सी.जी. के रिकॉर्ड का अध्ययन करता है। इस जाँच से जहाँ रोग का निदान कर पाना संभव है वहीं यह महत्त्वपूर्ण जानकारी भी मिलती है कि रोगी का दिल किन-किन स्थितियों में कब-कब असामान्य होता है। समय और स्थितियों-परिस्थितियों की सही जानकारी मिलने पर डॉक्टर रोगी के दिल का मर्ज समझ लेता है। ये सब जानकारियाँ दवा की मात्रा और दवा लेने के ठीक समय के निर्धारण के लिए भी महत्त्वपूर्ण सिद्ध होती हैं।

ट्रेडमिल टेस्ट (T.M.T.)

कुछ दिल अपनी बीमारी सामान्य ई.सी.जी. से भी छुपा लेते हैं, और इससे कोरोनरी धमनी रोग (एंजाइना) के कुछ रोगियों के मर्ज समझने और उनका सही निदान ढूँढ़ने में डॉक्टर को भी खासी परेशानी हो जाती है। होता दरअसल यह है कि रोगी छाती में रह-रहकर उठनेवाले क्षणिक दर्द की शिकायत करता है। रोगी जब कभी कठिन मानसिक या शारीरिक परेशानियों के दौर से गुजरता है, यह दर्द अचानक उठ जाता है। उसकी इस शिकायत के बाद डॉक्टर तक पहुँचने और ई. सी.जी. किए जाने में कुछ वक्त तो लगता ही है, तब तक दर्द महाशय गायब हो जाते हैं और ई.सी.जी. बिलकुल सामान्य दिखाई देता है। दर्द की इस शरारत को ठीक मौके पर पकड़ने के लिए एक तरकीब सोची गई। इस तरकीब के मुताबिक दिल की क्षमता का सही मूल्यांकन करने के लिए रोगी का व्यायाम करते हुए ई.सी.जी. लिया जाता है। इसी को 'ट्रेडमिल टेस्ट' कहते हैं। इस जाँच के दौरान रोगी को एक खास किस्म की मशीन पर क्रमबद्ध शारीरिक व्यायाम करवाया जाता है। उसे एक यंत्रचालित मोटी-चौड़ी कन्वेयर बेल्ट पर, जिसकी गति धीरे-धीरे बढ़ाई जाती है, चलते रहने की हिदायत दी जाती है। व्यायाम

के दौरान उसके शरीर पर ठीक ई.सी.जी. की तरह तारों से जुड़ी डिस्क द्वारा ई.सी.जी. रिकॉर्ड किया जाता है, साथ ही उसके ब्लड-प्रेशर, श्वास गति और नब्ज को भी रिकॉर्ड किया जाता है, इस तरह की जाँच से यह पता चल जाता है कि रोगी का हृदय कितना बोझ या 'स्ट्रेस' सहन कर सकता है। यह जाँच आजकल आमतौर पर सभी बड़े अस्पतालों के कार्डियोलॉजी विभागों में उपलब्ध है।

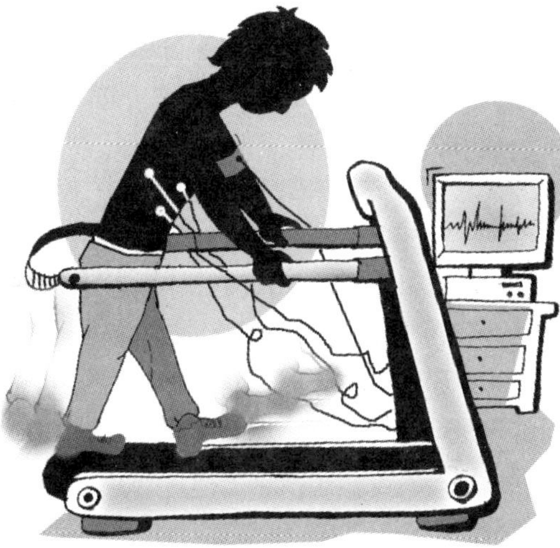

ट्रेडमिल टेस्ट के लिए तैयार होने से दो घंटे पहले रोगी को सिर्फ पानी पीने के अतिरिक्त कुछ नहीं खाना चाहिए। अगर यह जाँच सुबह हो रही है तो नाश्ते में सिर्फ हलका आहार ही लें, तला हुआ या वसायुक्त भोजन, मक्खन, घी, चाय, कॉफी और सिगरेट का सेवन बिलकुल वर्जित है। रोग के निदान के लिए किसी दवा का सेवन यदि पहले से चल रहा है तो उसके लेने के बारे में डॉक्टर से जरूर पूछ लें। पुरुषों को जाँच से पहले अपनी छाती के बाल साफ कर लेने चाहिए और ढीली निकर या पतलून पहननी चाहिए, ताकि ट्रेडमिल पर दौड़ने में कोई असुविधा न हो, स्त्रियों को भी ढीली कमीज और पतलून पहननी चाहिए। रोगी पुरुष हो या स्त्री, उसे रबर के तलेवाले हलके-आरामदायक जूते ही पहनने चाहिए जो फिसलें नहीं। जाँच के

समय किसी सगे-संबंधी की मौजूदगी भी जरूरी है। इसके अतिरिक्त मर्ज संबंधी जाँच की सभी रिपोर्टें, डॉक्टर के परचे वगैरह साथ में रखना न भूलें।

ट्रेडमिल टेस्ट के दौरान व्यायाम की अवधि सिर्फ तीन से बीस मिनट रहती है। इस बीच हृदय-चिकित्सक रोगी के ई.सी.जी., हृदय-गति और रक्तचाप पर कड़ी नजर रखता है। जैसे ही किसी किस्म की कोई समस्या पैदा होती नजर आती है, टेस्ट वहीं पर रोक दिया जाता है। जाँच के बाद रोगी हालाँकि अपनी रोजमर्रा की जिंदगी शुरू कर सकता है; लेकिन तुरंत बाद गरम पानी से नहाना मना है। ट्रेडमिल टेस्ट की प्रमुख भूमिका एंजाइना रोग के निदान में है। इसके अलावा पुनर्वास के दौरान रोगी का दिल कितना बोझ उठा सकता है, इसका आकलन करने में भी आसानी रहती है। इससे विशेषज्ञ को रोगी की गतिविधियाँ निर्धारित करने में काफी मदद मिलती है। जहाँ तक किसी तरह के खतरे का सवाल है, यह दस हजार में से मुश्किल से एक रोगी में देखा गया है; लेकिन जिस रोगी को आराम करते हुए भी एंजाइना का दर्द हो, दिल का दौरा पड़ने का अंदेशा हो या कुछ दिन पहले ही दिल का दौरा पड़ा हो, उस पर यह जाँच नहीं की जाती। यह सावधानी लाजिमी है, क्योंकि इन स्थितियों में दिल पर किसी भी तरह का बोझ डालना बेहद जोखिम भरा है।

किसी भी जाँच के नतीजे शत-प्रतिशत सही नहीं होते, यह तथ्य ट्रेडमिल टेस्ट पर भी लागू होता है। लगभग दस प्रतिशत रोगियों में रोग के लक्षण गलती से भी दिखाई पड़ सकते हैं। रोग होता नहीं, पर टेस्ट से लगता है कि रोग है, जबकि पंद्रह प्रतिशत रोगियों में इसका बिलकुल उलटा होता है, रोग होते हुए भी टेस्ट में इसके लक्षण नहीं दिखते। इसलिए टेस्ट को ठीक से पढ़ने के लिए डॉक्टर को रोगी की पूरी बीमारी के बारे में पता होना चाहिए तभी वह सही नतीजे पर पहुँच सकता है।

मूगा टेस्ट (MUGA test)

रोगी की बाईं और दाईं ओर के निलयों (वेंट्रिकल) की कार्यकुशलता देखने के लिए यह महत्त्वपूर्ण रेडियो आइसोटोप जाँच प्रयोग में लाई जाती है। इसे 'रेडियो-न्यूक्लाइड वेंट्रीकुलर परफॉरमेंस टेस्ट' या 'मूगा टेस्ट' (मल्टिपल गेटेड एक्वीजिशन टेस्ट–MUGA test) कहते हैं। शल्य चिकित्सा से पूर्व, बाद और दिल के दौरे से पहुँचे नुकसान के बारे में इस जाँच से दिल की पेशियों के बारे में सही-सही जानकारी हासिल की जा सकती है। इसमें रोगी को किसी भी किस्म का कष्ट नहीं होता। इसलिए सही इलाज शुरू करने और उसके परिणामों का जायजा लेने में इस जाँच का बहुत ही महत्त्वपूर्ण उपयोग है।

जाँच से दो घंटे पहले रोगी को पानी के अतिरिक्त कुछ भी खाने-पीने की मनाही है। अगर कोई दवा पहले से ली जा रही है तो उसके लेने या न लेने के बारे में भी अपने डॉक्टर से पहले ही पूछ लेना चाहिए। रेडियो न्यूक्लाइड प्रयोगशाला में रोगी को तीस से पैंतीस मिनट के अंतर पर नस में दो इंजेक्शन दिए जाते हैं। आमतौर पर दूसरा इंजेक्शन टेक्नेशियम-99 एम. जैसे रेडियो आइसोटोप का दिया जाता है। रेडियो आइसोटोप के पूरे शरीर में फैल जाने पर रोगी को गामा कैमरा लगे बाइसिकिल अर्गोमीटर पर ले जाया जाता है। रोगी जब आराम की स्थिति में होता है और कसरत करता होता है तब उसके दिल की हालत का पूरा-पूरा ब्यौरा गामा कैमरा से उतारे गए चित्रों में दर्ज कर लिया जाता है। यह जाँच करीब एक घंटे में पूरी हो जाती है और उसके बाद रोगी घर या वार्ड में जा सकता है।

कोरोनरी एंजियोग्राफी और कार्डियक कैथेटेराइजेशन

एंजाइना के जिन रोगियों में पहले दी गई तमाम जाँच-पड़ताल के बावजूद रोग के कारण स्पष्ट नहीं होते या जिनमें बाइपास ऑपरेशन की जरूरत महसूस होती है, उनमें कोरोनरी एंजियोग्राफी करना जरूरी हो जाता है। यह जाँच उस खास कक्ष में की जाती है जिसमें फ्लोरोस्कोपी एक्स-रे यूनिट लगी होती है और जो बहुत कुछ एक ऑपरेशन थिएटर

जैसा लगता है।

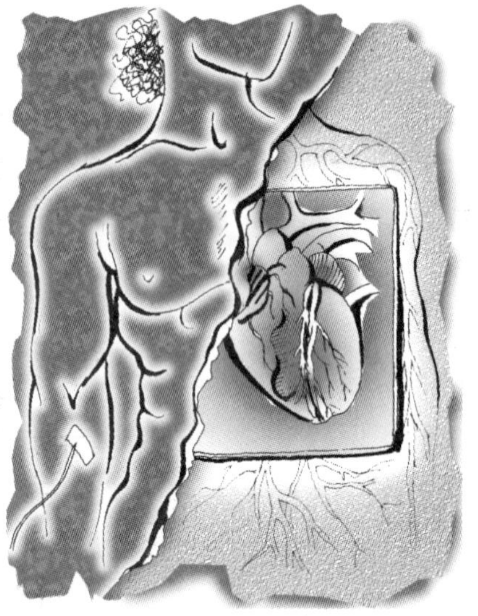

इस जाँच के लिए रोगी की बाँह या जाँघ की रक्त-धमनी के जरिए एक लंबी, पतली और लचीली ट्यूब को धीरे-धीरे सरकाकर कोरोनरी रक्त-धमनियों के शुरुआती सिरे तक पहुँचाया जाता है। इसके बाद एक्स-रे चित्र में स्पष्ट दिखनेवाली (कंट्रास्ट) दवा को उसमें इंजेक्ट किया जाता है और कोरोनरी धमनियों के एक्स-रे चित्र ले लिये जाते हैं। इस जाँच से कोरोनरी रक्त-धमनियों का पूरा खाका मिल जाता है। स्पष्ट हो जाता है कि रोग कितना फैला हुआ है। बाद में इसी जाँच के आधार पर बाइपास ऑपरेशन की तैयारी की जाती है।

कार्डियक कैथेटेराइजेशन जाँच भी एंजियोग्राफी से बहुत कुछ मिलती-जुलती है। इस विधि से दिल के खानों (चैंबर्स) के जीते-जागते एक्स-रे चित्र, अलग-अलग खानों से खून के नमूने और उनमें खून के दाब की पूरी जानकारी मिल जाती है। जटिल किस्म के जन्मजात हृदय-विकारों का स्पष्ट रूप जानने और उसके मुताबिक उपचार तय करने में इस जाँच की खास आवश्यकता होती है।

एक्स-रे की दुनिया

गाँव-गाँव, शहर-शहर...आम आदमी के मन में आज भी एक्स-रे का दरजा किसी जादुई तस्वीर से कम नहीं है। अस्पताल के आसपास सड़क और गलियारों में बीच रास्ते खड़े होकर सूरज की रोशनी में मरीज और उनके तीमारदार जिस तत्परता से एक्स-रे देखने में जुटे होते हैं, उससे इन श्वेत-श्याम बिंबों की लोकप्रियता खुद-ब-खुद झलक

जाती है।

सचमुच एक्स-रे हैं ही करिश्माई। उनकी मदद से शरीर के किसी भी अंग, किसी भी हिस्से के हू-ब-हू चित्र लिये जा सकते हैं। आंतरिक अंगों का सूरते-हाल जाना जा सकता है। उनमें हुई टूट-फूट और किसी रोग के कारण आए परिवर्तन देखे जा सकते हैं और रोग का ठीक-ठीक निदान कर सही इलाज तक पहुँचा जा सकता है।

लेकिन एक्स-रे की कुछ सीमाएँ भी हैं। अधिक मात्रा में उनका शरीर से गुजरना बुरा असर डालता है। विकिरण दुष्प्रभाव से जननांगों की कोशिकाओं में विकृतियाँ आ सकती हैं, जिसके कारण संतान में कई प्रकार के विकार खड़े हो सकते हैं। गर्भवती माँ का एक्स-रे कराने पर वज्र सीधा गर्भ पर ही गिर सकता है और कोशिकीय स्तर

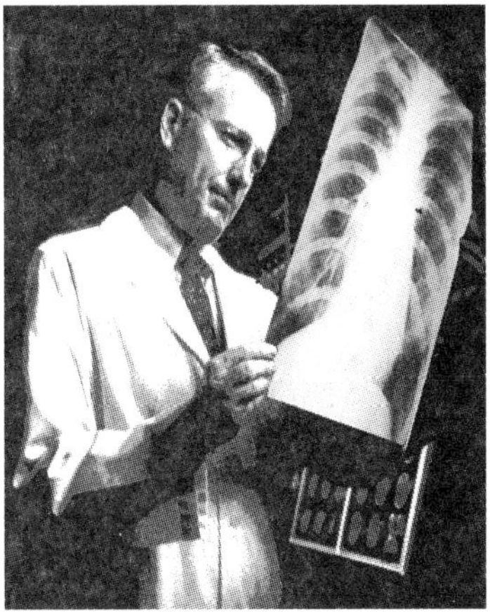

पर दुष्परिवर्तन होने से बच्चा अपंग हो सकता है। कुछ खास किस्म के कैंसर, रक्त कैंसर ल्यूकीमिया और लिम्फोमा की उत्पत्ति में भी एक्स-रे का हाथ हो सकता है। लेकिन इसका यह अर्थ कतई नहीं है कि आदमी एक्स-रे कराने से ही डरने लगे। आवश्यकता सिर्फ कुछ छोटी-छोटी सावधानियाँ बरतने की है, ताकि अनावश्यक विकिरण से बचाव हो सके। सामान्य रूप से एक्स-रे परीक्षण के समय जितनी विकिरण (रेडिएशन) शरीर वहन करता है, उसका हम पर कोई गंभीर असर नहीं पड़ता।

जरूरी सावधानियाँ

- जब कभी एक्स-रे जाँच के लिए जाएँ, अनावश्यक ही एक्स-रे कक्ष में न खड़े रहें। कमरे में किसी और का एक्स-रे लिया जा रहा हो, तो बाहर खड़े होकर अपनी बारी आने का इंतजार करें। जिस समय एक्स-रे लिया जाता है, उस समय विकिरण की कुछ मात्रा पूरे कमरे में फैल जाती है। इससे बचना चाहिए।

- माता-पिता या वयस्क होने के नाते यदि बच्चे या किसी दोस्त-रिश्तेदार के एक्स-रे के समय एक्स-रे कक्ष में खड़ा होना पड़े तो एक्स-रे तकनीशियन या डॉक्टर से लेड एप्रन माँग लें। उसे पहन लेने से विकिरण शरीर में दाखिल नहीं हो पाती और व्यक्ति अनावश्यक विकिरण से बच जाता है।

- अपना एक्स-रे कराते हुए, एक्स-रे तकनीशियन/डॉक्टर के निर्देश ठीक से समझें और उनका पालन करें। जिस समय एक्स-रे लिया जा रहा हो, उस समय बिलकुल हिलें-डुलें नहीं और साँस रोकने के लिए कहा जाए तो साँस एकदम रोककर रखें।

- कुछ एक्स-रे परीक्षण खाली पेट और पूर्व तैयारी के बाद ही किए जाने चाहिए। गुरदे, मूत्रनली और मूत्राशय का एक्स-रे और रीढ़ का एक्स-रे कराने से पहले साधारणतया दो दिन के लिए हलका भोजन लेना होता है और सलाद, फल, कच्ची सब्जियों और चिकनाई से बचना होता है। इससे आँतें साफ रहती हैं और एक्स-रे चित्र में व्यवधान नहीं पड़ता। अतिरिक्त सावधानी के तौर पर एक्स-रे से पहले रोज रात में पेट साफ करनेवाली दस्तावर दवा, जैसे–डलकोलैक्स या केस्टर आयल, और आँतों से वायु दूर करनेवाली दवा जैसे चारकोल की गोलियाँ भी लेने के लिए निर्देश दिया जाता है।

- एक्स-रे कराने के लिए सूती कपड़े ही पहनकर जाएँ। यदि अचानक ही एक्स-रे कराना पड़े और तकनीशियन सूती गाउन पहनने की सलाह दे, तो बेहिचक वस्त्र बदल लें। सिंथेटिक वस्त्र, कढ़े हुए वस्त्र, बटन, हुक्स, जेब में रखी चीजें एक्स-रे चित्र के किसी महत्त्वपूर्ण भाग को ढँक सकते हैं, जिससे एक्स-रे दोबारा करना पड़ सकता है। आभूषण, गले या शरीर पर पड़ी माला, ताबीज और रुद्राक्ष भी एक्स-रे कराने से पहले उतार लेने चाहिए।

- गर्भवती होने पर न तो अपना एक्स-रे ही कराएँ, न एक्स-रे कक्ष में जाएँ। यह सावधानी शुरू के तीन महीनों में विशेष रूप से अनिवार्य है। बहुत जरूरी होने पर यदि एक्स-रे कराना ही पड़े, तो रेडियोलॉजिस्ट (एक्स-रे के डॉक्टर) को अपने गर्भवती होने के बारे में आगाह कर दें। इससे वह गर्भ की सुरक्षा के लिए आवश्यक कदम उठा सकता है। बच्चे पर विकिरण किरणें न पड़ें, इसके लिए माँ के पेट पर लेड एप्रन ढँका जा सकता है।

- अपना हर एक्स-रे और रिपोर्ट सँभालकर रखें। यह आगे भी उपयोगी साबित हो सकता है। नए और पुराने एक्स-रे के तुलनात्मक अध्ययन से कई बार रेडियोलॉजिस्ट न सिर्फ कठिन रोग का सही निदान कर लेता है, बल्कि यह भी बता सकता है कि रोग किस अवस्था में है, पहले की तुलना में सुधार आया है या बिगड़ाव, आदि। लेकिन एक्स-रे को सँभालकर रखते समय उसे न तो गोल मोड़ना चाहिए, न ही ऐसे स्थान पर रखना चाहिए जहाँ उस पर दाग-धब्बे पड़ने का अंदेशा हो।

ये मूल नियम जानने के बाद अब सामान्य और रंगीन (कंट्रास्ट) एक्स-रे के बारे में कुछ साधारण जानकारियाँ प्रस्तुत हैं :

सामान्य एक्स-रे

- **चेस्ट (छाती का) एक्स-रे :** यह एक्स-रे किसी भी समय कराया जा सकता है। इसे करने के लिए रोगी को एक्स-रे स्टैंड पर एक्स-रे प्लेट के साथ सटाकर खड़ा किया जाता है। फिर उसे लंबी साँस खींचकर साँस रोकने के लिए निर्देश दिया जाता है। अगले ही पल तकनीशियन एक्स-रे मशीन का बटन दबाकर एक्स-रे ले लेता है। यह एक्स-रे छाती में अवस्थित अंगों, जैसे—हृदय, महाधमनी, फेफड़ों, प्लूरा, ऊपरी रीढ़ का चित्रण करता है।

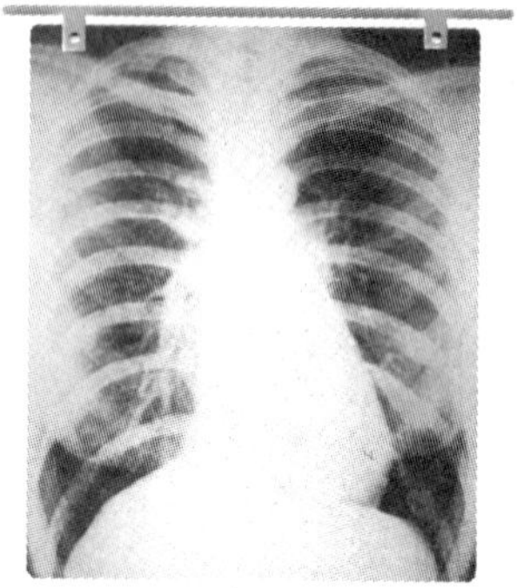

- **एब्डोमन (पेट का) एक्स-रे :** यह एक्स-रे कई तरह की स्थितियों में कराया जाता है और इसके लिए की जानेवाली तैयारी इसी बात से निर्धारित होती है कि जाँच क्या देखने के लिए की जा रही है। गुरदों, मूत्रवाहक नली, मूत्राशय (K.U.B.) या पित्त की थैली की पथरी देखनी हो, तो जाँच खाली पेट की जाती है और जाँच के पहले रोज, रात में पेट साफ करनेवाली दवाएँ भी लेनी होती हैं। यह एक्स-रे लिटाकर किया जाता है और एक्स-रे करवाते समय साँस रोकनी पड़ती है।

- **सरवाइकल स्पाइन (गर्दन का) एक्स-रे :** यह एक्स-रे गर्दन के दर्द, स्पॉन्डिलॉसिस, चोट, आर्थराइटिस जैसी कई प्रकार की स्थितियों में काम आता है। एक्स-रे लेने के लिए रोगी को एक्स-रे प्लेट से सटाकर तिरछा खड़ा किया जाता है ताकि गर्दन का तिरछा (लेटरल) एक्स-रे चित्र प्राप्त हो सके। जरूरी

होने पर आमने-सामने से भी गर्दन का एक्स-रे लिया जा सकता है।

- **स्कल (सिर का) एक्स-रे :** सिर की चोट और कई तरह के विकारों में सिर का एक्स-रे कराना उपयोगी सिद्ध होता है। यह एक्स-रे किसी भी समय कराया जा सकता है। इसे करने के लिए रोगी को एक्स-रे टेबल पर लिटाया जाता है और फिर तकनीशियन उसके सिर को जरूरत के हिसाब से अनुकूल मुद्रा में स्थिर करता है।

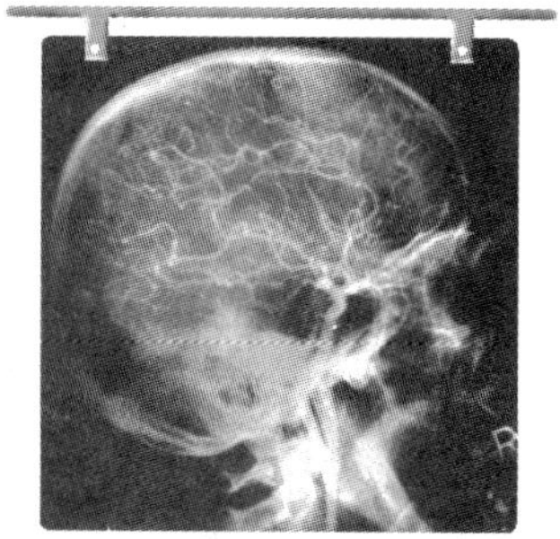

- **पैरानेसल साइनस (P N S) एक्स-रे :** सिर और चेहरे की हड्डियों में स्थित साइनस हवा-कूप के समान होते हैं। इनमें सूजन आ जाने से ही साइनोसाइटिस रोग होता है। चोट, संक्रमण और ट्यूमर की स्थिति में भी यह एक्स-रे कराया जाता है। इसके लिए रोगी को औंधे मुँह एक्स-रे टेबल पर लिटाया जाता है और विशेष कोण से एक्स-रे खींचा जाता है।

- **मैस्टॉयड एक्स-रे :** यह एक्स-रे सिर की मैस्टॉयड हड्डी और कपाल की हड्डियों की दशा दर्शाता है। कान में मवाद होने पर आंतरिक संक्रमण की सही स्थिति का जायजा लेने के लिए इसमें अलग-अलग मुद्राओं और अलग-अलग कोण से क्षेत्र-विशेष के एक्स-रे चित्र लिये जाते हैं। यह एक्स-रे भी किसी भी समय कराया जा सकता है।

- **डॉरसल स्पाइन (पीठ के हिस्से की रीढ़ का) एक्स-रे :** यह एक्स-रे

गर्दन की रीढ़ से कमर की रीढ़ के बीच की रीढ़ की बारहों कशेरुकाओं (वर्टिब्रा) का चित्रण करता है। यह एक्स-रे दो अलग-अलग कोण से आमने-सामने (A P) और तिरछी लेटरल स्थिति में लिया जाता है। इसे कराने के लिए किसी तैयारी की जरूरत नहीं पड़ती।

- **लंबोसेकेरल स्पाइन (L S Spine; कमर और नीचे के हिस्से की रीढ़ का) एक्स-रे** : यह एक्स-रे कमर और निचली रीढ़ की

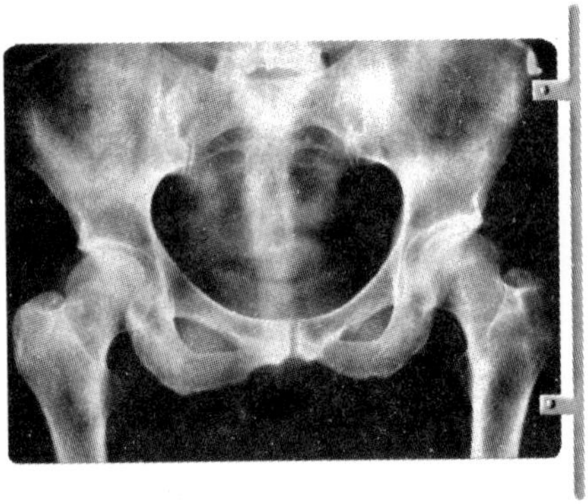

स्पॉन्डिलॉसिस का आकलन करने, जन्मजात विकृतियों का पता लगाने, चोट और टी.बी. जैसी स्थितियों का अध्ययन करने के लिए किया जाता है। इसे कराने से पहले रेडियोलॉजिस्ट से जरूरी निर्देश लेना आवश्यक है। जाँच खाली पेट की जाती है और पहले रोज रात में पेट साफ करनेवाली दवाएँ भी लेनी होती हैं।

शरीर के अन्य अंगों और अलग-अलग हड्डियों के भी इसी प्रकार अलग-अलग मुद्रा और कोण से एक्स-रे प्राप्त किए जाते हैं। अच्छा यही होता है कि एक्स-रे जाँच किसी प्रशिक्षित रेडियोलॉजिस्ट की देख-रेख में ही कराई जाए, अधपढ़ व्यक्तियों द्वारा चलाई जा रही एक्स-रे की दुकान पर नहीं।

रंगीन (कंट्रास्ट) एक्स-रे

शरीर के आंतरिक अंगों के एक्स-रे का अध्ययन करने के लिए विशेष प्रकार के कंट्रास्ट द्रव भी विकसित किए गए हैं जो शरीर के किसी एक अंग या तंत्र में पहुँचकर उनके साक्षात् बिंब और कार्य के बारे में जानकारी देने में मदद करते हैं।

खाने की नली, आमाशय, छोटी और बड़ी आँत का अध्ययन करने के लिए बेरियम सल्फेट, गुरदों, मूत्रवाहक नलियों, मूत्राशय और मूत्रनली का आकलन करने के लिए आयोडीन यौगिक, गर्भाशय और डिंबवाही नलियों के लिए भी आयोडीन यौगिक और मेरुरज्जु, धमनियों और दिल की एक्स-रे जाँच के लिए भी अलग-अलग किस्म के विशेष कंट्रास्ट एजेंट काम में लाए जाते हैं।

कोई भी ऐसी जाँच कराने से पहले यदि किसी दवा से कभी एलर्जी हुई हो, तो उसके बारे में रेडियोलॉजिस्ट को जरूर बता देना चाहिए। इससे डॉक्टर जाँच के समय अतिरिक्त सावधानी बरतता है और ऐसा कंट्रास्ट एजेंट देता है जिसके साथ एलर्जी होने का जोखिम कम होता है।

कंट्रास्ट देकर किए जानेवाले विशेष एक्स-रे टेस्ट में प्रमुख इस प्रकार हैं :

बेरियम स्वेलो : यह जाँच खाने की नली (ग्रासनली; इसोफेगस) की जाँच करने के लिए की जाती है। फ्लोरोस्कॉपी यूनिट से युक्त एक्स-रे मशीन पर डॉक्टर रोगी को बेरियम सल्फेट का पेस्ट/घोल खाने/निगलने के लिए देते हैं और खाने की नली के अलग-अलग अवस्था में अलग-अलग कोण से एक्स-रे चित्र लेते हैं।

बेरियम मील फॉलो-थ्रू (B.M.F.T.) : यह छोटी आँत के लिए की जानेवाली जाँच है। इसके लिए खाली पेट जाना होता है और डॉक्टर की अनुमति के बिना कोई दवा भी नहीं लेनी होती। जाँच के लिए बेरियम सल्फेट का घोल पिलाने के बाद

आधे-एक घंटे के अंतर से पेट के एक्स-रे लिये जाते हैं और जब तक बेरियम बड़ी आँत में नहीं चला जाता, यह क्रम बना रहता है। जाँच पूरी होने में इसीलिए 4-6 घंटे से लेकर 24-48 घंटे तक भी लग सकते हैं।

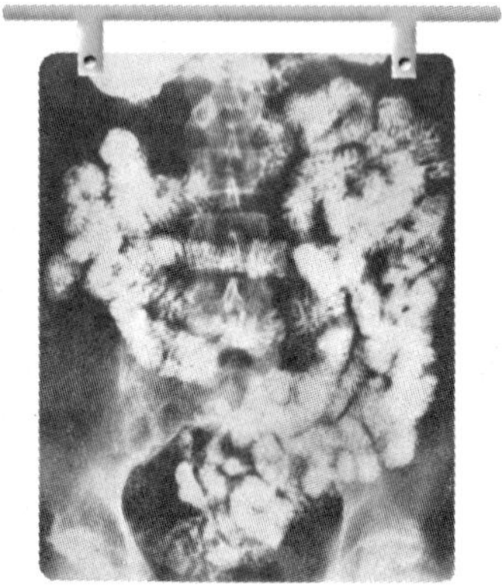

बेरियम मील (U.G.I.T.) : इस जाँच से डॉक्टर आमाशय और छोटी आँत के प्रथम भाग का अध्ययन करता है। इस जाँच के लिए बिलकुल खाली पेट जाना चाहिए। चाय-पानी, सिगरेट आदि सभी पर मनाही है। यदि कोई दवा ले रहे हों, तो उसके बारे में भी डॉक्टर से राय ले लें कि क्या उसे लेते रहना उचित होगा।

यह जाँच फ्लोरोस्कॉपी युक्त एक्स-रे मशीन पर की जाती है। बेरियम सल्फेट घोल पीने के लिए दिया जाता है और अलग-अलग मुद्रा में खड़ा कर/लिटा कर अलग-अलग कोण से आमाशय और ड्यूडनम के एक्स-रे चित्र लिये जाते हैं।

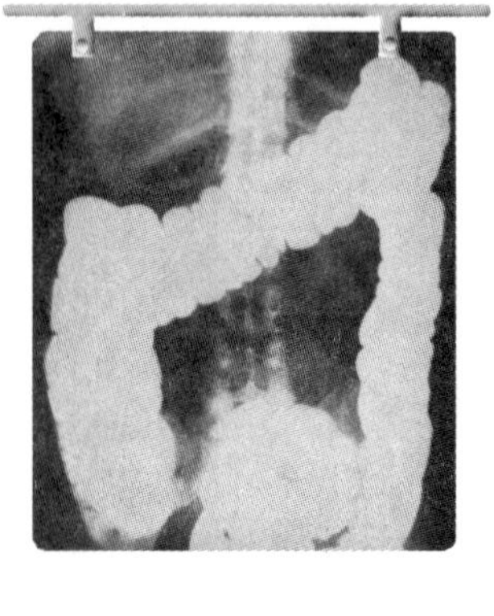

बेरियम एनिमा : यह जाँच बड़ी आँत के अध्ययन के लिए की जाती है। जाँच के पहले एक-दो दिन से कम रेशेवाली चीजें और अधिक द्रव लेना उपयोगी होता है ताकि जाँच के रोज बड़ी आँत खाली करने में दिक्कत न हो। जाँच से पहले आँत को खाली करने के पहले

साधारण एनिमा दिया जाता है, फिर फ्लोरोस्कॉपी एक्स-रे यूनिट की देख-रेख में मलद्वार से पतली ट्यूब द्वारा बेरियम का घोल भीतर छोड़ा जाता है। बड़ी आँत के अलग-अलग हिस्सों की फिर अलग-अलग मुद्राओं में एक्स-रे छवि प्राप्त की जाती है।

इंट्राविनस पायलोग्राफी (I. V. P.) : यह जाँच गुरदों, मूत्रवाहक नलियों और मूत्राशय का चित्रण करती है और गुरदों की कामकाजी क्षमता के बारे में भी जानकारी देती है।

जाँच के लिए दो रोज पहले से तैयारी शुरू कर दें। हलका भोजन लें जिसमें रेशे की मात्रा कम हो और घी-मक्खन, दूध और चिकनाई भी कम-से-कम हो। जाँच से पहली रात डॉक्टरी निर्देशानुसार दस्तावर और पेट से गैस दूर करनेवाली दवाएँ लें और जाँच के लिए बिलकुल खाली पेट जाएँ। यदि कोई दवा चल रही हो या एलर्जी रही हो, तो इसके बारे में रेडियोलॉजिस्ट को जानकारी जरूर दें। कुछ मामलों में जाँच के समय 2-3 रोज के लिए दवाएँ बंद भी करनी पड़ सकती हैं। जाँचवाले दिन अपने साथ किसी समझदार जिम्मेदार व्यक्ति को ले जाना भी बहुत जरूरी है।

जाँच के लिए पहले पेट का एक्स-रे लिया जाता है। पेट साफ होता है तब नस में आयोडीन यौगिक कंट्रास्ट इंजेक्ट किया जाता है और 5, 10, 15 मिनट पर तथा फिर जरूरत के मुताबिक पेट के एक्स-रे लिये जाते हैं। जाँच के दौरान डॉक्टर की अनुमति के बगैर न तो कुछ खाना-पीना ही ठीक है, न पेशाब के लिए ही जाना होता है।

मिक्चुरेटिंग सिस्टो यूरेथ्रोग्राम (M.C.U.) : यह जाँच मूत्राशय और मूत्रनली के बारे में जानकारी देती है। इसके लिए किसी प्रकार की विशेष तैयारी नहीं करनी पड़ती।

जाँच के लिए पहले मूत्र-छिद्र के रास्ते मूत्राशय में नली (केथेटर) डाली जाती है। फिर इसी नली के माध्यम से कंट्रास्ट

एजेंट भीतर डाला जाता है। इसके बाद केथेटर निकाल लिया जाता है और एक्स-रे लिये जाते हैं। अंत में एक्स-रे टेबल पर लेटे-लेटे ही पेशाब करना होता है ताकि मूत्रनली का भी एक्स-रे चित्र लिया जा सके।

रेट्रोग्रेड यूरेथ्रोग्राम (R.G.U.) : यह जाँच मूत्रनली के आकलन के लिए की जाती है। इससे मूत्रनली में आई चोट या संक्रमण-वश पैदा हुई सिकुड़न की जानकारी हासिल की जाती है।

जाँच के लिए मूत्र-छिद्र के रास्ते पतली नली का छोटा सा टुकड़ा भीतर डालकर कंस्ट्रास्ट एजेंट भीतर इंजेक्ट किया जाता है और साथ-ही-साथ एक्स-रे चित्र खींचे जाते हैं।

हिस्टरोसेलपिंगोग्राफी (H.S.G.) : यह जाँच बच्चेदानी, गर्भाशयग्रीवा और डिंबवाही नलियों को जाँचने के लिए की जाती है। यह उन स्त्रियों के लिए विशेष रूप से उपयोगी है जो संतान की इच्छा रखते हुए भी गर्भधारण नहीं कर पातीं। उनमें डिंबवाही नलियों और प्रजननांगों की आंतरिक जाँच करने के लिए इसे किया जाता है। स्त्री जननांगों की विकृतियों को देखने, बच्चेदानी की रसौली और जन्मजात विकारों का ठीक-ठीक पता लगाने, डिंबनलियों पर किए गए ट्यूबोप्लास्टी ऑपरेशन के बाद नलियों की सही स्थिति जानने और असमय बंद हुए मासिक धर्म का कारण तलाशने में भी यह जाँच बहूपयोगी साबित होती है।

जाँच एक्स-रे विभाग या क्लीनिक में रेडियोलॅजिस्ट की देखरेख में की जाती है। रोगी की गर्भाशयग्रीवा में नलीनुमा औजार (केन्यूला) फिट करके बच्चेदानी में आयोडीन यौगिक कंट्रास्ट इंजेक्ट किया जाता है और साथ-साथ एक्स-रे लिये जाते हैं। इन एक्स-रे चित्रों पर गर्भाशय और डिंबवाही नलियों की आंतरिक रचना तो साफ दिखाई देती ही है, डिंबवाही नलियाँ खुली हुई हैं या बंद, यह भी पता चल जाता है।

एच.एस.जी. करने के कुछ नियम हैं, जो रोगी के हित को ध्यान में रखकर बनाए गए हैं। यह जाँच मासिक चक्र के छठे से दसवें दिन के बीच ही की जानी चाहिए। यह गिनती मासिक स्राव के पहले दिन से की जानी चाहिए। जाँच कराने के बाद उस महीने गर्भधारण नहीं करना चाहिए चूँकि जाँच के समय डिंब पर एक्स-किरणों की बौछार हो चुकी होती है। इसीलिए पुरुष या स्त्री में से किसी को उस पूरे माह के लिए कोई गर्भनिरोधक उपाय जरूर अपनाए रखना चाहिए।

जाँच के बाद एक्स-रे तथा जाँच की रिपोर्ट हमेशा सहेजकर रखनी चाहिए। यह जाँच बार-बार नहीं कराई जा सकती; क्योंकि इसे अधिक बार करवाने में विकिरण के हानिकारक दुष्प्रभाव वहन करने पड़ते हैं।

निस्संतानता के कुछ मामलों में एच.एस.जी. करवाने के बाद ही गर्भधारण करने में कामयाबी मिल जाती है। दरअसल भीतर दवा इंजेक्ट करना ही उन स्त्रियों में उपचार का माध्यम बन जाता है। दवा के दबाव से ही बंद डिंबवाही नलियाँ खुल जाती हैं और माँ की सूनी गोद भर जाती है।

अल्ट्रासाउंड जाँच : तैयारी और जरूरी सावधानियाँ

शरीर के आंतरिक अंगों की जाँच-पड़ताल के लिए अल्ट्रासाउंड अत्यंत उपयोगी है। आदमी के कानों को सुनाई न देनेवाली अति उच्च फ्रिक्वेंसी की ध्वनि-तरंगों को शरीर के आंतरिक अंगों पर केंद्रित कर उनकी प्रतिध्वनि वापस पाकर अल्ट्रासाउंड मशीन की कंप्यूटर यांत्रिकी उन अंगों की जीती-जागती तस्वीर स्क्रीन पर ले आती है। इससे पेट में अवस्थित सभी अंगों, जैसे—जिगर, पित्ताशय, पित्तवाहिका, अग्न्याशय, तिल्ली और गुरदों की विधिवत् जाँच हो सकती है; श्रोणी में मूत्राशय और स्त्री-जननांगों की व्याख्या की जा सकती है; गर्भवती स्त्री में भीतर बढ़ रहे बच्चे और आँवल को देखा जा सकता है; निस्संतान स्त्री में क्रम से जाँच करके डिंब के पकने और छूटने की क्रिया का अध्ययन

किया जा सकता है तथा शरीर के सभी सतही अंगों, जैसे—थाइरॉयड, स्तन, वृषण की भी जाँच की जा सकती है।

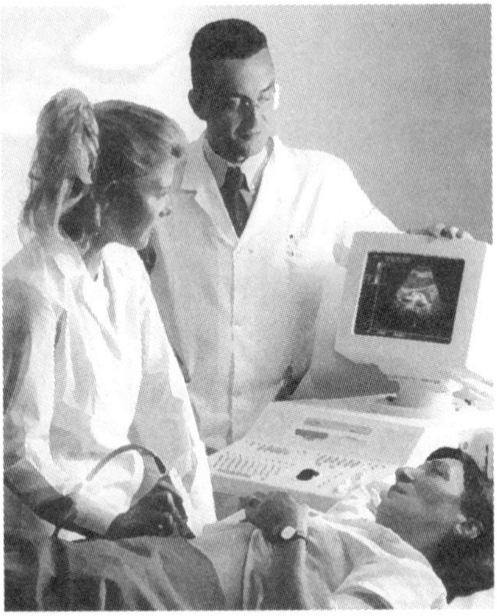

यह फैसला कोई डॉक्टर ही ले सकता है कि कब अल्ट्रासाउंड कराना उपयोगी होगा। लेकिन अल्ट्रासाउंड कराने से पहले कुछ बातों पर ध्यान देना जरूरी है। यह जाँच बहुत कुछ अल्ट्रासाउंड करनेवाले विशेषज्ञ की योग्यता और अनुभव पर निर्भर होती है, अतएव इसे किसी विशेषज्ञ से ही कराना चाहिए। जाँच से पहले विशेषज्ञ से जरूरी हिदायतें भी अवश्य जान लेनी चाहिए। मसलन पेट की जाँच के लिए खाली पेट ही जाना चाहिए। चाय-दूध, पानी ले लेने भर से जाँच में अड़चन आ सकती है। इसके विपरीत श्रोणी के (पेल्विक) अल्ट्रासाउंड के लिए मूत्राशय का भरा होना जरूरी है। लिहाजा जाँच के दो-तीन घंटे पहले से खूब मात्रा में तरल पदार्थ लेने चाहिए और मूत्र रोके रखना चाहिए। जाँच के लिए जाते समय अपने सभी उपचार-संबंधी कागज, टेस्ट रिपोर्ट, एक्स-रे साथ ले जाने चाहिए ताकि विशेषज्ञ को मामला ठीक से समझने में सुविधा रहे।

जाँच के लिए पहले मरीज को अल्ट्रासाउंड शय्या पर लिटाया जाता है। फिर जिस अंग की जाँच की जानी होती है, उस हिस्से पर जैली लगाई जाती है और छोटे, मुट्ठी जितने आकार के अल्ट्रासाउंड

प्रोब (ट्रांसड्यूसर) से जाँच की जाती है। इससे मशीन से जुड़े स्क्रीन पर भीतर की तस्वीरें आना शुरू हो जाती हैं जिन्हें देखकर बीमारी का अनुमान लगाया जा सकता है। यह पूरी जाँच पीड़ारहित होती है और प्रायः कुछ मिनट में ही पूरी हो जाती है। अधिकांश मामलों में रिपोर्ट भी उसी दिन दे दी जाती है। अल्ट्रासाउंड की एक बड़ी खूबी यह भी है कि यह विकिरण-रहित होती है और इसका हमारे शरीर पर कोई नुकसानदेह असर नहीं होता।

सी.टी. स्कैन (कंप्यूटराइज्ड टोमोग्राफी)

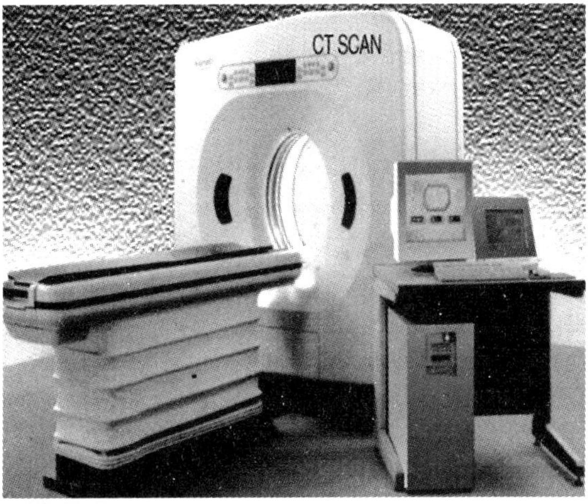

सी.टी. स्कैन सामान्य एक्स-रे का ही उन्नत रूप है। दोनों में सबसे बड़ा अंतर यह है कि जहाँ एक्स-रे पर किसी भी अंग का दो-आयामी चित्र ही उपलब्ध हो पाता है, वहीं सी.टी. स्कैन से त्रि-आयामी चित्र प्राप्त हो जाते हैं। यह करिश्मा एक्स-रे और कंप्यूटर के गठजोड़ से संभव हुआ है।

सी.टी. स्कैन की मदद से शरीर के किसी भी हिस्से की अंदरूनी तस्वीरें ली जा सकती हैं। ठीक एक्स-रे की ही तरह कुछ खास अंगों के विस्तृत अध्ययन के लिए या उन्हें अलग करने के लिए मुँह से,

शिरा से तथा मलद्वार से जरूरत के हिसाब से कंट्रास्ट द्रव भी दिए जा सकते हैं।

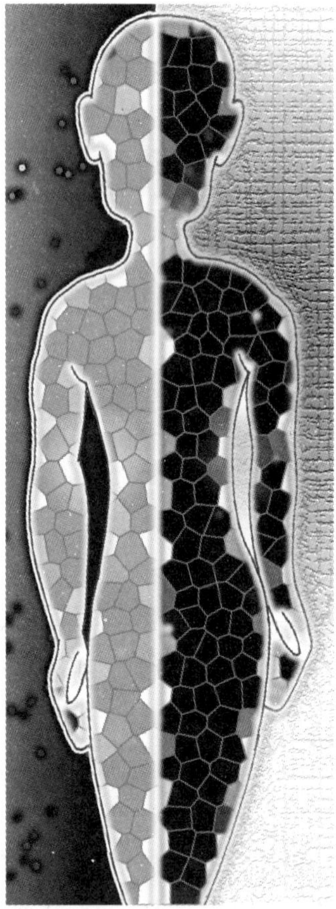

सामान्य सी.टी. स्कैन किसी भी समय किया जा सकता है। लेकिन जाँच के लिए कंट्रास्ट दिया जाना हो, तो पहले से तैयारी की जाती है। खाली पेट जाना होता है और साथ में किसी जिम्मेदार संबंधी का होना भी जरूरी होता है। पहले से कोई एलर्जी की घटना हुई हो तो उसके बारे में रेडियोलॉजिस्ट को बताना भी बहुत जरूरी होता है। एक्स-रे की ही तरह गर्भावस्था में सी.टी. स्कैन से भी बचना चाहिए, डॉक्टर सलाह दे तो उसे गर्भवती होने के बारे में जरूर बता देना चाहिए।

जाँच के समय कोई तकलीफ नहीं होती। हाँ, कंट्रास्ट द्रव दिया जाना हो तो एक सुई जरूर लगती है। जाँच के लिए मरीज को सी.टी. मशीन की शय्या पर लिटाया जाता है। यह शय्या यंत्रचालित होती है और डॉक्टर दूर बैठे हुए मशीन के कंट्रोल से ही इसे आगे-पीछे कर सकता है। शय्या पर लेटे-लेटे और डॉक्टर के निर्देशों का पालन करते हुए कुछ ही मिनटों में जाँच पूरी हो जाती है। लेकिन पेट की जाँच में दो घंटे पहले से दवा भी पीनी पड़ती है ताकि आमाशय और आँतें अलग से पहचान में आ सकें।

सी.टी. स्कैन जाँच की रिपोर्ट मामले की गंभीरता और जटिलता को देखते हुए या तो तुरंत या प्रायः एक-दो दिन में मिल जाती है।

मैग्नेटिक रेसोनेंस इमेजिंग (M.R.I.)

मैग्नेटिक रेसोनेंस इमेजिंग रोग निदान की सबसे आधुनिक और उन्नत तकनीकों में से है। इसकी सबसे बड़ी खूबी यह है कि यह जाँच-प्रणाली विकिरण का प्रयोग नहीं करती और बिना चीर-फाड़ किए ही शरीर के भीतर का पूरा हाल सामने रख देती है। इसका आधार उच्च शक्ति का चुंबक है और रेडियो-फ्रिक्वेंसी काएॅल, जिनसे पहले शरीर में उपस्थित प्रोटॉन्स को ऊर्जित किया जाता है और फिर उनसे उपजे सिग्नलों को ग्रहण कर ऊतकों की रासायनिकी मालूम कर विभिन्न अंगों का सजीव त्रि-आयामी चित्रण किया जाता है।

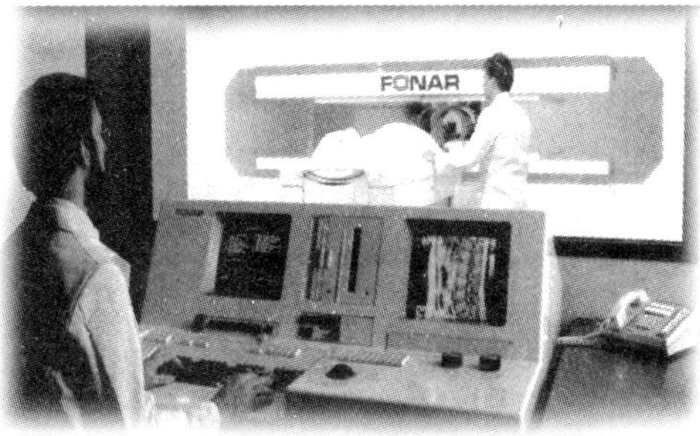

रोग-निदान में जुटे रेडियोलॅजिस्ट डॉक्टर आज एम.आर.आई. की इन्हीं खूबियों का इस्तेमाल दुरूह मामलों में रोग की पूरी-पूरी जानकारी प्राप्त करने के लिए कर रहे हैं। मस्तिष्क, मेरुरज्जु, धमनियों, शिराओं और हृदय की जाँच करने में यह अत्यंत उपयोगी है, लेकिन पेशी और जोड़ों की जाँच करने में भी एम.आर.आई. का कोई सानी नहीं।

यह जाँच किसी भी समय करवाई जा सकती है और बिलकुल पीड़ारहित होती है। लेकिन कुछ लोगों को एम.आर.आई. यंत्र के अंदर परेशानी होती है मानो उन्हें कैद कर दिया गया हो। जाँच के समय मशीन से कुछ आवाजें भी आती हैं, लेकिन इनसे विचलित नहीं होना चाहिए। सामान्य जाँच में लगभग 30 मिनट लगते हैं और रिपोर्ट या तो उसी दिन या एक-दो दिन में मिल जाती है।

जिन लोगों को कार्डियक पेसमेकर लगा होता है, मस्तिष्क में धातु से बनी क्लिप लगी होती हैं या कान के अंदर कोई धातु से बना इम्पांट रोपित होता है, उनका एम.आर.आई. नहीं किया जा सकता।

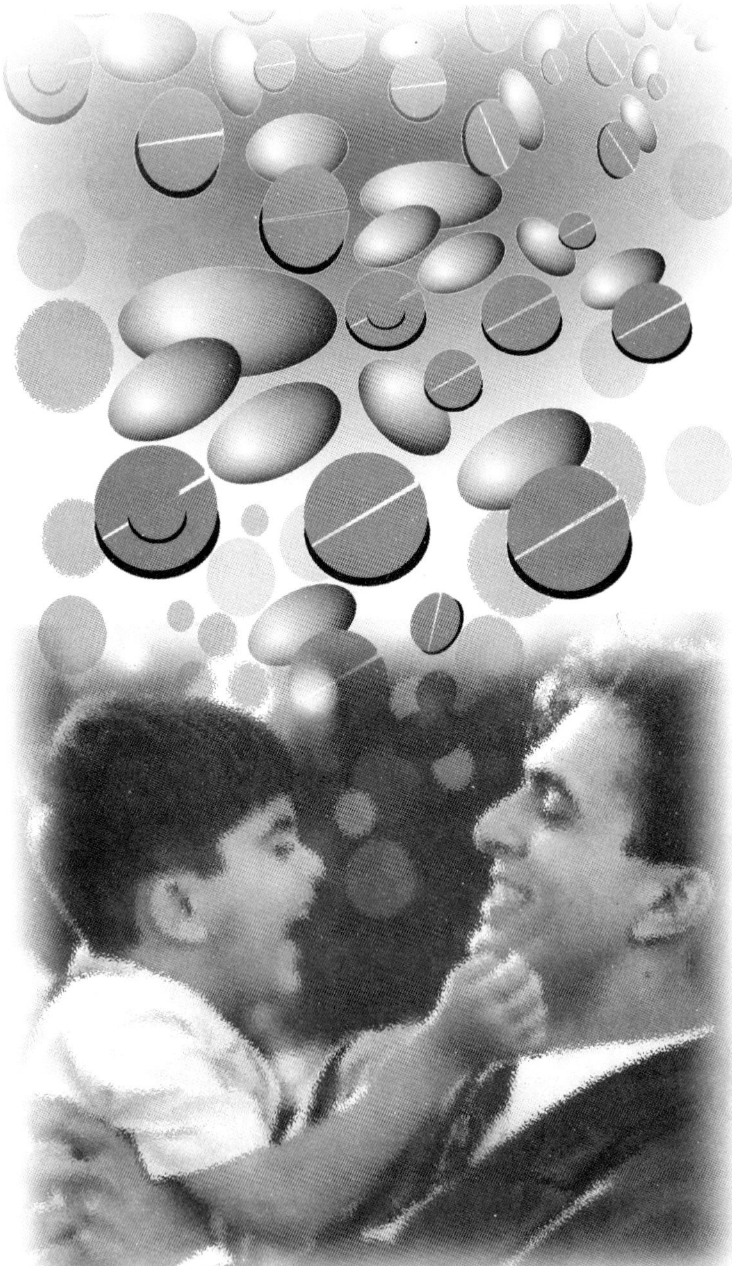

विकारानुरूपः प्रतिकारः।

रोग के अनुसार ही औषधि होती है।

दिङ्नाग (कुन्दमाला, 5/13)

तीसरा खंड

दवाएँ और हम

डॉक्टरी परचे के संकेत

दवा का परचा लिखते समय डॉक्टर कई प्रकार के संकेत और संक्षिप्तियाँ काम में लाता है। उनकी सामान्य जानकारी रखना हर किसी के लिए उपयोगी है। दवाएँ कब-कैसे लेनी हैं और उन्हें लेते समय क्या सावधानियाँ बरतनी हैं—ये जानकारियाँ इन संकेतों में ही लिखी होती हैं।

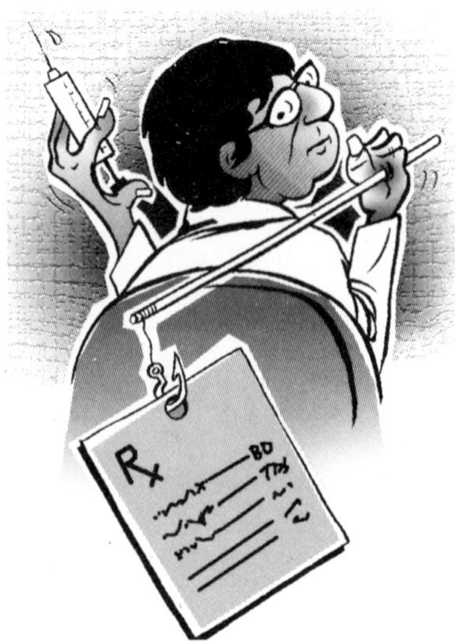

संकेत	कैसे बना यह संकेत	उसका अर्थ
∇	यह तिकोन डायग्नोसिस का निशान है।	परचे के ऊपरी भाग में इसी संकेत के साथ बीमारी का नाम लिखा जाता है।
R_x	अंग्रेजी वर्णमाला का R 'रेसेपी' शब्द का संकेतक है और उसके पैर को काटती हुई लकीर स्वास्थ्य के देवता का प्रतीक है।	यह चिह्न परचे के शुरू में इस पवित्र भावना से किया जाता है कि–'हे देवता, तुझे साक्षी रखकर मैं अपनी पूरी सोच-समझ और योग्यता के साथ यह नुस्खा लिख रहा हूँ, मेरे मरीज की रक्षा करना।'

दवाएँ कब और कैसे लेनी हैं, इससे संबंधित संकेत

(O. D.) ओ.डी.	लैटिन शब्दों 'ओमनी' और 'डाय' के प्रथम अक्षर	ओमनी डाय का अर्थ है– दिन में एक बार। जब कोई दवा दिन में सिर्फ एक बार ली जानी हो तब दवा के साथ यह संकेत लिखा जाता है।
बी.डी. या बी.आई.डी. (B. D.)	'बिस इन डाय' का संक्षेपीकरण	बिस इन डाय यानी दिन में दो बार, बारह घंटे के अंतर से।
टी.डी.एस. या टी.आई.डी. (TDS)	'टर इन डाय सूमेंडस' का संक्षेपीकरण	दिन में तीन बार, आठ-आठ घंटे के अंतर से।
क्यू.आई.डी. या क्यू.डी.एस. (QID)	'काटेर इन डाय सूमेंडस' का संक्षेपीकरण	दिन में चार बार, छह-छह घंटे के अंतर से।
ए.डी. (A/D)	'अल्टरनेट डे' का संक्षिप्त	अल्टरनेट डे–यानी हर दूसरे दिन। कुछेक दवाएँ एक-एक दिन छोड़कर भी लेनी होती हैं।
एच.एस. (h. s.)	पूरा शब्द है 'होरा सोमनी'	रात को सोने से पहले।

संकेत	कैसा बना यह संकेत	उसका अर्थ
पी. सी. (P.C.)	'पोस्ट साइबम' का संक्षिप्त	भोजन के बाद।
बी.बी.एफ. (B.B.F)	'बिफोर ब्रेकफास्ट' का संक्षेप	नाश्ते से पहले।
स्टेट (stat)	पूरा शब्द है 'स्टेटिम'	स्टेटिम के मायने हैं—तुरंत। यह दवा इसी समय ली जानी है।
एस.ओ.एस. (S.O.S.)	'सीट ओपस सिट' का संक्षेप	जब-जब जरूरत हो, यह दवा ले लें।

दवा का रूप दर्शानेवाले संकेत

संकेत	उसका पूर्ण रूप	क्या है उसका अर्थ
टैब (Tab)	टैबलेट	गोली
कैप (Cap)	कैप्सूल	कैप्सूल
एस.वाई.पी.(Syp)	सिरप	शरबत
आई.एन.जी. (Inj)	इंजेक्शन	इंजेक्शन
ओ.आई.एन.टी. (Oint)	ऑइंटमेंट	मलहम
एप्लीकेप (Applicap)	एप्लीकेप	एक किस्म का कैप्सूल, जिसे निगला नहीं जाता, बल्कि उसकी चोंच को नए ब्लेड से काटकर उसका मलहम डॉक्टरी निर्देश के अनुसार आँख या घाव पर लगाया जाता है।

इंजेक्शन देने की विधि को स्पष्ट करनेवाले संकेत

आई.एम. (i.m.)	इंट्रामस्कुलर	पेशी में दिया जानेवाला इंजेक्शन।
आई.वी. (i.v.)	इंट्राविनस	नस में लगनेवाला इंजेक्शन।
एस.सी. (s.c.)	सबक्यूटेनस	त्वचा के ठीक नीचे लगनेवाला इंजेक्शन।

कुछ मिले-जुले संकेत

एस.एल (S/L)	सबलिंगुअल	दवा जीभ के नीचे रखकर ग्रहण करें।
टी.एस.एफ. (tsf)	टी स्पून फुल	एक चम्मच जितनी, यानी कि पाँच मिलीलीटर। पी जानेवाली दवा की मात्रा प्रायः इसी रूप में लिखी जाती है।
डब्ल्यू. एस. (W/S)		वार्म सेलाइन, गुनगुना पानी जिसमें एक गिलास पानी में चुटकी-भर नमक हो, गरारे या सेंक करने के लिए।
एस.आर.डायट (S/R diet)	साल्ट रिस्ट्रिक्टिड डायट	नमक कम मात्रा में लें।
एन.ए.डी. (N.A.D.)	नो एब्नॉर्मैलिटी डिटेक्टेड	जाँच में कोई कमी नहीं पाई गई।
क्यू.एन.एस. (Q.N.S.)	क्वांटिटी नॉट सफीशिएंट	जाँच के लिए नमूना ही इतनी मात्रा में नहीं था कि जाँच पूरी हो पाती।

दवाएँ : कैसे लें, कितनी लें

डॉक्टर से दवा का परचा लेते समय कुछ खास-खास बातें जरूर समझ लेनी चाहिए। मसलन दवा कितनी मात्रा में और कब-कब लेनी है ? उसे लेते हुए क्या-क्या सावधानियाँ बरतनी हैं ? हर दवा की अपनी विशेषताएँ होती हैं और उन्हीं के आधार पर ये बातें तय की जाती हैं। कुछ दवाएँ तो इतनी तुनक-मिजाज होती हैं कि उनके साथ कुछ खास खाने-पीने की चीजें और

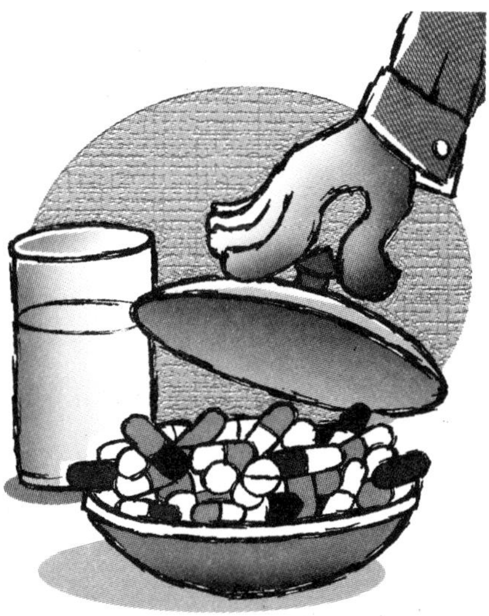

दवाएँ नहीं ली जा सकतीं। इसी तरह कुछ दवाओं को लेने से शरीर में किसी एक या अधिक पोषक तत्त्व की कमी आ जाती है। इस बाबत उचित जानकारी होने पर उस विटामिन या खनिज विशेष की पहले से ही भरपाई की जा सकती है।

दवाओं के साथ मनमानी करना, लापरवाही बरतना और मरजी से या किसी नीमहकीम के कहे में आकर आजमाइश करते फिरना खतरे से खाली नहीं है। इससे जान भी जा सकती है।

यह कतई जरूरी नहीं कि एक-से मालूम होनेवाले दो मामलों में एक जैसी दवाएँ काम आ जाएँ ! पहले तो दोनों मरीजों का रोग ही अलग-अलग हो सकता है, दूसरा, दवा के चयन में व्यक्ति-विशेष की व्यक्तिगत आवश्यकताओं को भी ध्यान में रखा जाता है। लिहाजा कभी भी किसी ऐसे मित्र के कहे में आकर दवा नहीं लेनी चाहिए जो अपने तजुर्बे की दुहाई देता हो। उसकी 'नेक' सलाह आपको मुश्किल में डाल सकती है। अनपढ़ नीमहकीमों से इलाज कराना तो और भी खतरनाक होता है। डॉक्टर का चयन हमेशा सोच-समझकर ही करना चाहिए।

कुछ नियम सभी दवाओं पर लागू होते हैं। दवा लेते वक्त उन पर ध्यान देना जरूरी है। ये नियम इस प्रकार हैं :

- दवा सादे पानी के साथ ही ली जानी चाहिए। जूस, चाय, कॉफी और कोल्ड ड्रिंक के साथ दवा लेना ठीक नहीं। दूध के साथ भी नहीं, जब तक कि डॉक्टर इस बात की सलाह न दे। पेय पदार्थ आमाशय में दवा के जज्ब होने में बाधा खड़ी कर सकते हैं। इससे दवा अपना असर नहीं दिखा पाती।
- बहुत सी अंग्रेजी दवाएँ ऐसी हैं, जिनके साथ शराब से परहेज करना जरूरी होता है। इन दवाओं के साथ शराब लेने से या तो इन दवाओं के प्रभाव में घटोतरी-बढ़ोतरी हो जाती है या ये शराब के साथ प्रतिक्रिया कर जाती हैं। कुछ स्थितियों में तो इससे जान ही जोखिम में पड़ जाती है। इसीलिए समझदारी इसी में है कि जब कोई दवा ले रहे हों तो डॉक्टर से पूछे बगैर शराब न पीएँ।
- डॉक्टर दवा के साथ कोई परहेज बताए, तो उस पर अमल

करें। किसी के कहने में आकर इसमें ढील हरगिज न बरतें।

- दवा के साथ कोई खास विटामिन या पोषक तत्त्व लेने की डॉक्टर सलाह दे, तो इस पर अमल करें। कुछ दवाएँ शरीर में कमजोरी ला सकती हैं।
- किसी भी दवा की खुराक अपनी मरजी से न बदलें। कोई भी दवा न तो बहुत गरम होती है, न ठंडी कि उसकी खुराक इसी कारण से बदली जाए। यों भी हर दवा की अपनी प्रभाव-क्षमता होती है जिसके आधार पर ही उसकी खुराक तय की जाती है। यदि कोई शुबहा हो, तो डॉक्टर से पूछें। दवा कम मात्रा में लेने से अपना असर नहीं दिखा पाती।
- किसी दवा का कोई बुरा असर दिखाई दे तो तुरंत डॉक्टर से सलाह लें। जिस डॉक्टर ने परचा लिखा है उसके न मिलने पर किसी दूसरे डॉक्टर से संपर्क करें। देर करना ठीक नहीं। जब तक डॉक्टर से बात न हो जाए, तब तक दवा दोबारा न लें।
- जिस दवा से एक बार भी कोई तकलीफ हुई हो, उसके बारे में अपने डॉक्टर को जरूर बता दें।
- यह सोच गलत है कि आयुर्विज्ञान में हर रोग की 'पेटेंट' दवाएँ हैं, जिन्हें ध्यान में रखकर डॉक्टर के पास जाने से बचा जा सकता है। अनुभवी डॉक्टर ही रोग का सही निदान कर सकता है और ठीक दवा बता सकता है।
- कुछ दवाओं के साथ विशेष सावधानियाँ जरूरी हैं। कुछ सामान्य दवाओं के बारे में यहाँ जानकारी दी जा रही है। पाठकों की सुविधा के लिए यहाँ उन्हें उनके प्रयोग के आधार पर वर्गीकृत कर दिया गया है :

1. दर्द/सूजन/गठिया/बुखार में दी जानेवाली दवाएँ

मूल दवा : एस्प्रिन। ब्रांड नाम–(यानी कि बाजार में उसके क्या-क्या नाम हैं)–माइक्रोपायरिन, ए.पी.सी., मेजरोल, विनस्प्रिन, बेगानिन।

मूल दवा : फिनाइलब्यूटाजोन। ब्रांड नाम–ऑक्सेलजिन, जोलेंडिन, जोगरिल।

मूल दवा : इब्यूप्रोफेन। ब्रांड नाम—ब्रुफेन, इब्यूजेसिक, इब्यूमोल, कॉम्बिफ्लेम, एमफ्लेम।

मूल दवा : इडोमेथासिन। ब्रांड नाम—इंडीसिन, इंडोकेप।

एहतियात

- ये दवाएँ खाली पेट नहीं ली जानी चाहिए। अन्यथा पेट में अति अम्लता (हाइपरएसिडिटी) पैदा होने के साथ-साथ आमाशय में छोटे-छोटे जख्म बन सकते हैं और उनसे रक्तस्राव हो सकता है।
- पेट के अल्सर के रोगी को इन दवाओं से बचना चाहिए। ये दवाएँ अल्सर के जख्म भरने में बाधा डालती हैं और रक्तस्राव शुरू कर सकती हैं।
- इन दवाओं के साथ शराब बिलकुल न लें। शराब और दवाएँ साथ-साथ लेने से आमाशय में जख्म पैदा होने का खतरा बढ़ जाता है।
- दमा के रोगी के लिए ये दवाएँ तकलीफदेह साबित हो सकती हैं। इनसे उनका रोग उग्र हो सकता है।
- बारह साल से कम उम्र के बच्चों के लिए एस्प्रिन वर्जित है। इसे लेने से बच्चे के गुरदों पर बुरा असर पड़ सकता है।

2. खाँसी-जुकाम और एलर्जी में दी जानेवाली (एंटि-हिस्टामिन) दवाएँ

मूल दवाएँ : क्लोरेफेनरामिन, डेक्सोक्लोरफेनरामिन, डाइफेनहाइड्रामिन, डाइमेनहाइड्रिनेट, डाइमेथेनडिन, फेनेरेमिन, मेबहाइड्रालिन, प्रोमेथाजिन, साइप्रोहेप्टाडिन, मेक्लोजिन, ट्राइप्रोलाडिन, ट्राइमेप्राजिन आदि। ब्रांड नाम—एविल, प्रोमेथाजिन, एक्टिडिल, एक्टिफाइड, बेनाड्रिल, फेनारगन, कोहिस्टिन, सिप्लेक्टिन, मेबरिल, आदि।

एहतियात

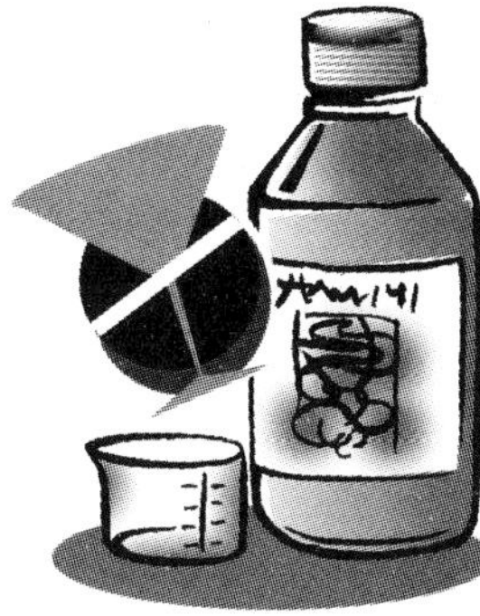

- इन दवाओं को लेने के बाद आदमी की मानसिक सतर्कता और सोचने-समझने की ताकत कम हो जाती है। इसीलिए उन्हें लेने के बाद वाहन चलाना या किसी मशीन पर काम करना खतरनाक है।
- ये दवाएँ लेते हुए शराब न लें। दोनों ही मदहोशी पैदा करते हैं और सोचने-समझने की ताकत को कमजोर करते हैं।
- पौरुष ग्रंथि (प्रोस्टेट) के बढ़े होने पर, पेशाब में रुकावट होने पर, अल्सर के कारण आमाशय में सिकुड़न होने पर, आँख में काला मोतिया होने पर ये दवाएँ नहीं ली जानी चाहिए।

3. शरीर में हुई इन्फेक्शन से लड़ने के लिए दी जानेवाली प्रतिजीवाणु (एंटिबॉयटिक) दवाएँ

जब कभी कोई एंटिबॉयटिक दवा लें तो यह जरूर ध्यान रखें कि 'कोर्स' पूरा होने से पहले उसे बंद न करें। रोग में आराम आते ही दवा बंद कर देने से रोग पैदा करनेवाले बैक्टीरिया पूरी तरह नष्ट नहीं हो पाते और रोग फिर से उभर आता है। बचे हुए बैक्टीरिया अपनी संरचना में परिवर्तन भी ले आते हैं, जिससे पहलेवाली दवा असरकारक नहीं रहती। ये नई किस्म के बैक्टीरिया जब दूसरे लोगों को संक्रमित करते हैं तो उनके इलाज में भी मुश्किल आती है।

कुछ प्रमुख एंटिबॉयटिक

मूल दवाएँ : टेट्रासाइक्लिन, ऑक्सीटेट्रासाइक्लिन, डॉक्सीसाइक्लिन, रॉलीटेट्रा-

साइक्लिन। ब्रांड नाम–एलसाइक्लिन, होस्टासाइक्लिन, लयूपीसाइक्लिन, ओटसीम, थ्रिओसाइक्लिन, रेसटेसलिन, सुबामाइसिन, टेरामाइसिन, ओक्सी-स्टेक्लिन, डॉक्सी, ड्यूरासाइक्लिन, आदि।

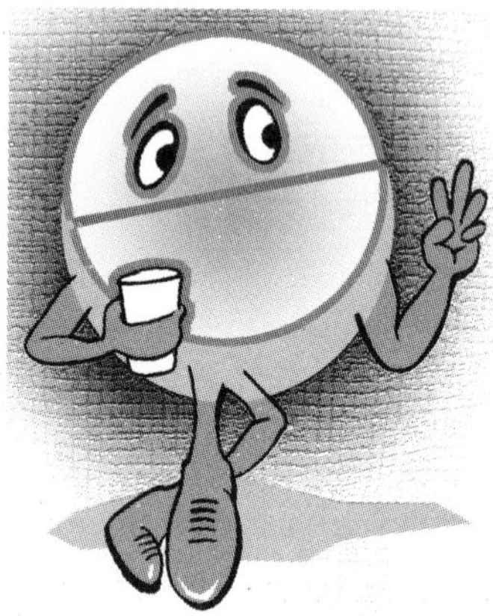

एहतियात

- यह सोच बहुत आम है कि कैप्सूल लेने से शरीर में कमजोरी आती है, इसीलिए उसे दूध से लेना बेहतर होगा। यह सोच गलत है। टेट्रासाइक्लिन वर्ग की कोई भी दवा दूध के साथ नहीं ली जानी चाहिए। इससे टेट्रासाइक्लिन इस लायक ही नहीं रहती कि आँत उसे जज्ब कर सके। अतः जब कभी टेट्रासाइक्लिन लें, उसे लेने के पहले और बाद में दो घंटे तक दूध न लें।
- अति-अम्लता और पेट की वायु से बचने के लिए प्रयोग की जानेवाली एंटि-एसिड, एंटि-फ्लेच्यूलेंट दवाएँ भी टेट्रासाइक्लिन के साथ नहीं ली जानी चाहिए। दोनों साथ-साथ लेने से टेट्रासाइक्लिन जज्ब नहीं हो पाती।
- बारह साल से कम उम्र के बच्चों और गर्भवती माँ के लिए टेट्रासाइक्लिन लेने पर पाबंदी है। बच्चे और गर्भस्थ शिशु में टेट्रासाइक्लिन दाँतों और हड्डियों में जमा हो जाती है और उन पर बुरा असर डालती है।

मूल दवा : क्लोरेमफेनिकोल। ब्रांड नाम–क्लोरोमाइसिटिन, पेरेक्सिन, रिक्लोर, वीटामाइसिटिन, आदि।

एहतियात

- यह दवा मज्जा पर बुरा असर डाल सकती है, जिससे रक्त-कणिकाएँ बनना बंद हो सकती हैं। अतएव इस दवा का प्रयोग सिर्फ टायफायड, पेराटायफायड और दूसरे सालमेनेला संक्रमण में ही किया जाना चाहिए।

मूल दवाएँ : पेनिसलिन, एंपीसलिन, एमोक्सीसलिन, क्लोक्सासलिन। ब्रांड नाम—स्टेनपेन, पेनीड्यूरा, मोक्स, नोवामोक्स, केंपीसलिन, एमोक्सीवे, एमोक्सीपेन, रोसीसलिन, बेसीपेन, बायोक्लोक्स, बोरोसिल, एमक्लोक्स, फ्लेमीपेन, आदि।

एहतियात

- कुछ लोगों को पेनिसलिन वर्ग की दवाएँ माफिक नहीं आतीं, उन्हें इसकी बाबत डॉक्टर को पहले से बता देना चाहिए।
- ये दवाएँ भोजन के तुरंत बाद नहीं लेनी चाहिए। इससे ये पूरी मात्रा में जज्ब नहीं हो पातीं। सबसे अच्छा यह है कि दवा भोजन करने के दो घंटे बाद ली जाए।
- कई अंग्रेजी दवाएँ बदहजमी पैदा कर सकती हैं। एंपीसलिन इनमें प्रमुख है। यदि एंपीसलिन लेते हुए पेट चल जाए (डायरिया हो जाए) तो डॉक्टर को बताएँ। ऐसे में एंपीसलिन बंद करके कोई दूसरा एंटिबॉयटिक शुरू कर दिया जाता है।

4. अमीबायसिस / अमीबिक पेचिश में दी जानेवाली दवाएँ

मूल दवा : मेट्रोनिडाजोल। ब्रांड नाम—मेट्रोजिल, फ्लेजिल, एरिस्टोजिल, कीमपेबा, डायरेड एम, एंटिमाजोल, जियारडिल, यूनिमेजोल आदि।

एहतियात

- जब तक दवा चले, मदिरा लेना सख्त मना है। दोनों के आपस में प्रतिक्रिया करने से शरीर पर छोटे-छोटे दाने निकल

आते हैं। सिर में भयंकर पीड़ा होने लगती है और रक्तचाप गिर जाता है। इस दुर्स्थिति से बचने के लिए न सिर्फ दवा लेते समय, बल्कि दवा बंद करने के दो-तीन दिन बाद तक मदिरा से परहेज करना जरूरी है।

5. मलेरिया में दी जानेवाली दवाएँ

मूल दवा : क्लोरोक्वीन। ब्रांड नाम—लेरिएगो, रेसोचिन, निवाक्वीन, मेल्यूब्रिन।

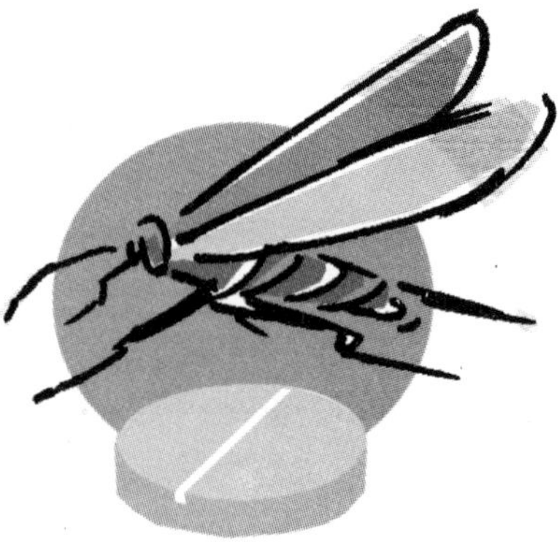

एहतियात

- यह दवा कभी खाली पेट न लें। इसे खाली पेट ले लेने से आमाशय में तीव्र जलन और मतली और कै की परेशानी होने के साथ-साथ आमाशय में छोटे-छोटे जख्म भी बन सकते हैं। आइसक्रीम या ठंडा दूध लेने के बाद दवा लेने से ये मुश्किलें नहीं पैदा होतीं।

मूल दवा : प्राइमाक्वीन। ब्रांड नाम—प्राइमाक्वीन।

एहतियात

- इस दवा के साथ शराब लेना सख्त मना है।
- यह दवा लेने से पहले खून में 'जी-6 पीडी' एंजाइम की उपस्थिति की जाँच कराना जरूरी है। कुछ लोगों में यह एंजाइम आनुवंशिक

रूप से ही नहीं होता; वे प्राइमाक्वीन लें तो उनकी रक्त-कणिकाएँ नष्ट हो जाती हैं। इसीलिए उन्हें प्राइमाक्वीन नहीं दी जा सकती।

6. तपेदिक (टी.बी.) में दी जानेवाली दवाएँ

मूल दवा : आई.एन.एच.। ब्रांड नाम—आइसोनेक्स, आइसोकिन, आइसोजोन, आइसोपार, इप्काजाइड व रिसेक्टाजाइड (रिफेंपीसिन के साथ)।

एहतियात

- इस दवा के साथ पायरीडॉक्सीन (विटामिन बी-6) की गोली नियम से लेना जरूरी है, वरना यह दवा तंत्रिकाओं पर गंभीर दुष्प्रभाव डाल सकती है।

मूल दवा : रिफेम्पीसिन। ब्रांड नाम—आर-सीन, रिफामायसिन रिमपिन, रिमेक्टाजाइड, टिब्रीम, आदि।

एहतियात

- इसे सुबह के समय बिलकुल खाली पेट लें, ताकि यह पूरी मात्रा में जज्ब हो सके।
- रिफेंपीसिन ले रही स्त्रियों के लिए गर्भ-निरोधक गोलियाँ लेना ठीक नहीं है। दोनों एक-दूसरे का असर कम कर देती हैं, जिससे टी.बी. के इलाज और गर्भनिरोध दोनों में विघ्न पड़ता है।
- यह दवा, मधुमेह औषध गोलियों, रक्त जमाव रोधक दवाओं और हृदय रोग में दी जानेवाली डिजिटेलिस दवा के साथ प्रतिक्रिया करती है, जिस कारण उनकी मात्रा में फेरबदल करना पड़ सकता है।

7. उच्च रक्तचाप (ब्लड-प्रेशर) में दी जानेवाली बीटा-ब्लॉकर दवाएँ

मूल दवाएँ : प्रोप्रनालोल, एटेनोलोल, मेटोप्रालोल। ब्रांड नाम—कोरबेटा, इंडराल, सिपलार, बीटाकार्ड, डाइबेटा, टेनोलोल, टेनोरिक, बिटालोक, मेटोलार, आदि।

एहतियात

- दमा के रोगी को बीटा-ब्लॉकर दवाएँ नहीं लेनी चाहिए। इन्हें लेने से साँस की नलियों में सिकुड़न आ सकती है और रोग उग्र हो सकता है।
- धूम्रपान करनेवाले व्यक्ति के लिए भी ये दवाएँ उपयुक्त नहीं हैं। इन्हें लेने से उसकी टाँगों में रक्त-धमनियों में सिकुड़न आ सकती है।
- मधुमेही के लिए भी ये दवाएँ ठीक नहीं हैं। इन्हें लेने से ब्लड शुगर अचानक कम हो सकती है।

8. मधुमेह औषध गोलियाँ (डायबिटीज की दवाएँ)

मूल दवाएँ : क्लोरप्रोपामाइड, ग्लाइबनक्लेमाइड, टोलब्यूटामाइड। ब्रांड नाम—डायबिनीज, डायबिगोन, कोपामाइड, डायोनिल, यूग्लूकोन, बिटानेज, रेस्टिनोन।

एहतियात

- दवा लेने के बाद भोजन ठीक समय से जरूर करें। वरना रक्त में ग्लूकोस की मात्रा कम हो जाने से अचानक तबीयत बिगड़ सकती है।
- मधुमेह औषध गोलियों के साथ मदिरा लेना ठीक नहीं। मदिरा के साथ ये दवाएँ प्रतिक्रिया कर जाती हैं।

- कभी भी किसी दवा की जरूरत पड़े, तो डॉक्टर से सलाह लें। खाँसी-जुकाम, बुखार, दर्द-सूजन में काम आनेवाली आम दवाएँ, एंटिबॉयटिक्स, टी.बी. की दवाएँ, कार्टिकोस्टीराएड्स, ब्लड-प्रेशर और मिरगी की दवाएँ मधुमेह औषध गोलियों के असर को घटा-बढ़ा सकती हैं।

9. स्त्रियों की गर्भ-निरोधक गोलियाँ

नाम : माला-डी, ओवराल, प्राइमओवराल, लिनीडियोल, आदि।

एहतियात

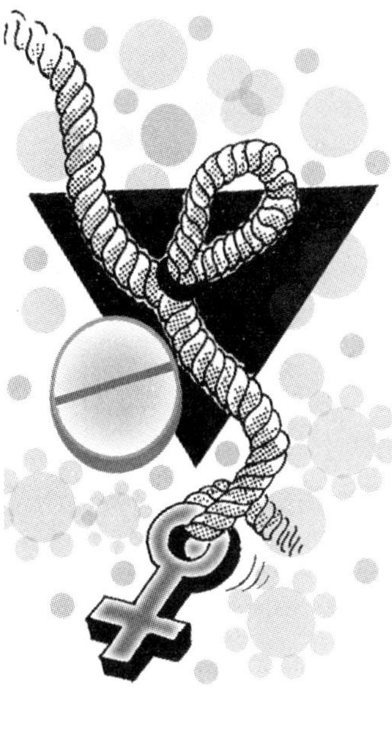

- गर्भ-निरोधक गोलियों के साथ हरी सब्जियाँ प्रचुर मात्रा में लें, ताकि फोलिक एसिड और विटामिन बी-6 की पूर्ति होती रहे।
- मधुमेही स्त्री के लिए यह गर्भ निरोधक विधि उपयुक्त नहीं, क्योंकि ये गोलियाँ रक्त-शुगर का संतुलन बिगाड़ सकती हैं।
- कोई स्त्री धूम्रपान करती हो तो उसके लिए भी ये गोलियाँ लेना ठीक नहीं।
- ये गोलियाँ डॉक्टर से सलाह के बाद ही शुरू की जानी चाहिए। कुछ स्थितियों में यह गर्भ-निरोधक विधि उपयुक्त नहीं होती।

दवाएँ मानव-हित के लिए बनी हैं। उनका इस्तेमाल करते हुए ध्यान रखें कि उनका दुरुपयोग न हो।

टीके का जादू

अनपढ़ तो अनपढ़, पढ़े-लिखे लोगों के बीच भी यह सोच बहुत आम है कि टीका लगने से रोग तुरंत दूर हो जाता है। कुछ रोगी और उनके परिवारजन इसीलिए अस्पताल आते हैं कि अस्पताल के डॉक्टर उनकी जरूरत समझकर तुरंत टीका लगा देंगे और उन्हें तत्काल आराम मिल जाएगा।

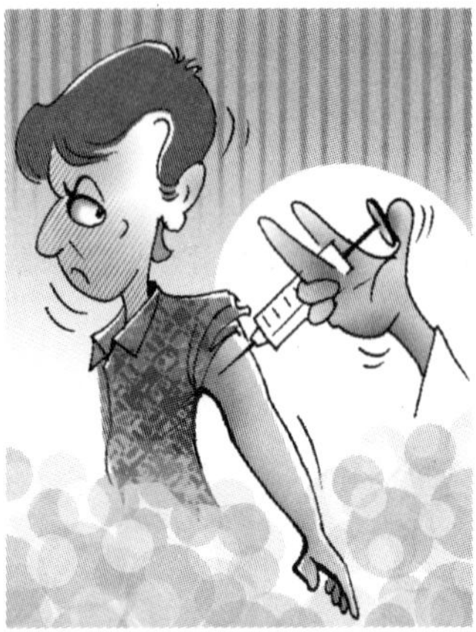

क्या टीके में सचमुच कोई जादुई क्षमता होती है कि वह चमत्कार दिखाए ? या यह महज नीमहकीमों का बुना हुआ भ्रम-जाल है ?

सच यह है कि टीका मात्र एक वाहन है, जिससे दवा शरीर में पहुँचाई जाती है। इसका प्रयोग कुछ खास स्थितियों में ही सार्थक है :

- कोई ऐसी दवा ली जानी हो, जिसे मुँह से नहीं लिया जा सकता है। जैसे—इंसुलिन, जो मुँह से लेने पर कारगर नहीं हो सकती।
- जब रोगी को लगातार उलटी हो रही हो। उसकी खाने की नली में रुकावट हो और वह निगल पाने में असमर्थ हो या वह बेहोश हो।
- आपात स्थिति हो और दवा का रक्त-संचार प्रणाली में तत्काल पहुँचना जरूरी हो।

इन स्थितियों को छोड़ टीका लगने से कोई अतिरिक्त लाभ नहीं होता। गोली, कैप्सूल, शरबत, मरहम और इन्हेलर से शरीर में पहुँची दवा भी उतना ही काम करती है जितना कि टीके से दी गई दवा। फिर टीका लगवाने की जहमत क्यों उठाई जाए, जबकि टीका लगवाने में कई खतरे हैं—सुई और सिरिंज ठीक स्टरलाइज्ड न हों तो इन्फेक्शन का खतरा, सुई नस के आर-पार हो जाए तो मुश्किल, तंत्रिका (नर्व) को बेध जाए तो तकलीफ ही तकलीफ और कहीं दवा शरीर को माफिक न आए और प्रतिक्रिया कर जाए तब तो कहना ही क्या !

पल-भर में ही लेने-के-देने पड़ जाते हैं। यह जोखिम विटामिन के इंजेक्शन के साथ भी उतना ही है जितना किसी और टीके के साथ ! इसमें पहले 'सेन्सिटीविटी टेस्ट' यानी अति सूक्ष्म मात्रा में दवा सुई से त्वचा में लगाने की जाँच करने के बाद भी धोखा हो सकता है। टेस्ट सामान्य होने पर भी दवा तेज प्रतिक्रिया दिखाकर जीवन को मुश्किल में डाल सकती है।

गरम दवाएँ

कोई भी दवा लाभ पहुँचाने के साथ-साथ कुछ पार्श्व प्रभाव (साइड-इफेक्ट) भी छोड़ सकती है। पर हमारे समाज में यह विश्वास गहरे पैठा हुआ है कि सभी अंग्रेजी दवाएँ गरमी तो करती ही हैं। इस बाबत सबूत दिया जाता है कि दवा शुरू करते ही मूत्र गाढ़े रंग का हो जाता है। पर वैज्ञानिक दृष्टि से जाँचें तो यह तर्क बिलकुल अर्थहीन है।

सच तो यह है कि जब दवा धीरे-धीरे गुरदों से छनकर मूत्र में खारिज होती है, मूत्र का रंग उसी से बदलता है। यह बात विटामिन की गोलियों और कैप्सूल पर भी लागू होती है। इसी से स्पष्ट हो जाता है कि यह सोच कितनी बेबुनियाद है !

पेशाब का रंग शरीर में पानी की कमी हो जाने से भी गाढ़ा हो जाता है। जैसे—तेज बुखार, अपच और गरमी में। ऐसे मूत्र में पानी की मात्रा कम और जैव रसायन अधिक होने के कारण ऐसा होता है।

गौरतलब है कि कुछ दवाओं से मूत्र का रंग भूरा या लाल भी हो जाता है। मूत्रीय प्रणाली के संक्रमण में (यू.टी.आई.) में काम आनेवाली नाइट्रोफ्यूरेनटीयन दवा से मूत्र भूरा, और टी.बी. की दवा रिफेंपीसिन से मूत्र लाल हो जाता है।

अतएव दवा से मूत्र का रंग बदले, तो न ही घबराना चाहिए और न दवा ही बंद करनी चाहिए। कोई संदेह हो तो डॉक्टर से सलाह लें।

एंटिबॉयटिक का कोर्स

रोग उत्पन्न करनेवाले नाना प्रकार के रोगाणुओं के विरुद्ध एंटिबॉयटिक्स और रोगाणु-रोधक दवाओं की खोज एलोपैथी चिकित्सा की महानतम उपलब्धियों में से है। इससे कई प्राणलेवा रोगों को पराजित किया जा सका है।

इनका पूरा लाभ पाने के लिए जरूरी है कि इन्हें डॉक्टर द्वारा बताई गई मात्रा में निश्चित अवधि के लिए ही लिया जाए। इसी से रोगाणुओं का सफाया हो पाता है और रोग पूरी तरह दूर होता है। लाभ पहुँचते ही बीच में दवा बंद कर देने से रोग बिगड़ते देर नहीं लगती, शरीर में बचे लुके-छिपे रोगाणुओं को फिर से बढ़ने का मौका मिल जाता है और उनकी संरचना में ऐसा परिवर्तन आ जाता है कि दवा अपना असर खो देती है। इसका खामियाजा रोगी को तो भुगतना ही पड़ता है, इन चतुर रोगाणुओं के फैलने से दूसरों का भी नुकसान होता है। उन्हें भी फिर सामान्य एंटिबॉयटिक्स से आराम नहीं पहुँचता और रोग से मुक्त होने के लिए अधिक सशक्त एंटिबॉयटिक लेने पड़ते हैं।

इसीलिए एंटिबॉयटिक आनन-फानन में नहीं लेने चाहिए, और न ही उनके साथ खिलवाड़ करना चाहिए।

तासीर एंटिबॉयटिक दवाओं की

ज्यादातर लोग एंटिबॉयटिक दवाओं को गरम तासीर का समझते हैं और डॉक्टर से पूछे बगैर दवा की मात्रा अपने से ही आधी कर लेते हैं। यह सरासर गलत है। सच तो यह है कि एंटिबॉयटिक दवाएँ न तो गरम होती हैं, न ठंडी। उनका काम तो सिर्फ शरीर में घुसपैठिए बने रोगाणुओं को पराजित करना है। उनका यह पवित्र लक्ष्य तभी पूरा हो सकता है जब उन्हें पूरी खुराक में लिया जाए। दवा कम कर देने से दवा प्रभावशाली नहीं रहती और रोगाणुओं का सफाया नहीं कर पाती। उलटे कई बार तो इससे रोगाणुओं को अपनी संरचना

में परिवर्तन करने का मौका मिल जाता है जिससे दवा अपना असर ही गँवा बैठती है और रोग दुबारा लौट आता है।

किसी दवा से कोई तकलीफ हो, तो दवा कम करने की बजाय डॉक्टर से राय लेना ज्यादा अच्छा होता है। कुछ एंटिबॉयटिक दवाओं के साथ चक्कर आना, खुश्की महसूस करना, गले में जलन होना जैसी परेशानियाँ पैदा हो सकती हैं। ऐसे में डॉक्टर से सलाह लेकर दवा बदली जा सकती है।

और हाँ, जिन दिनों एंटिबॉयटिक दवाएँ लें उन दिनों प्रचुर मात्रा में दही भी जरूर लें। इससे एंटिबॉयटिक दवाओं द्वारा साफ हुए मित्र लेक्टोबैसिलस दोबारा से आँतों को आबाद कर देते हैं और पेट अच्छा रहता है।

दवाएँ और मदिरा

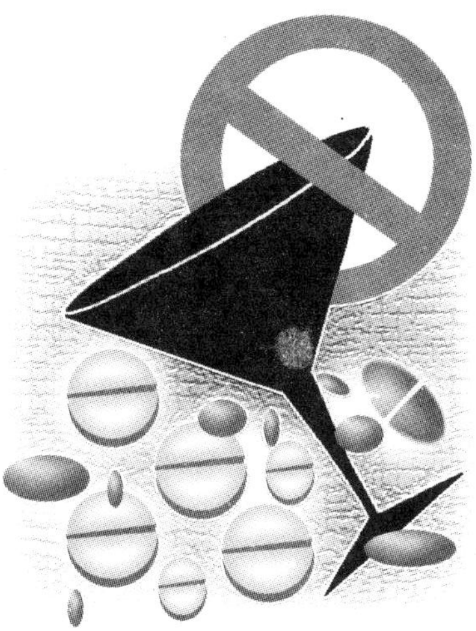

दवा के चलते मदिरा लेना ठीक नहीं है, यह सिद्धांत ज्यादातर दवाओं पर लागू होता है। लेकिन मेट्रानिडाजोल के साथ यह पाबंदी बिलकुल अनिवार्य ही है। इसे लेते समय यह बात गाँठ बाँध लेनी चाहिए कि चाहे शादी-ब्याह हो या पार्टी, दोस्तों की इल्तिजा हो या शर्त, भूलकर भी शराब हलक के नीचे नहीं उतरेगी। वरना फ्लेजिल, मेट्रोजिल, एंटियमाजोल, डायरेड-एम आदि नाम से बिकने-मिलनेवाली दवाएँ बखेड़ा पैदा किए बगैर बाज नहीं आएँगी।

लगभग सभी दर्द-निवारक दवाओं, एंटिबॉयटिक्स, प्रशांतक (ट्रेंक्यूलाइजर) दवाओं, एलर्जी-रोधक दवाओं, डायबिटीज और उच्च रक्तचाप में ली

जानेवाली दवाओं, रक्त-जमाव को धीमा करनेवाली दवाओं और मिरगी-रोधक दवाओं के साथ भी मदिरा लेना ठीक नहीं है। दोनों के बीच की प्रतिक्रिया से न सिर्फ दवा का असर कम या अधिक हो सकता है, जीवन भी खतरे में पड़ सकता है।

इसीलिए डॉक्टर से हरी झंडी लिये बगैर किसी भी दवा के साथ मदिरा लेने से बचना ही अच्छा है।

तंबाकू और दवाएँ

सभी होम्योपैथिक डॉक्टर यह नेक सलाह देते हैं कि उनकी दवा का पूरा लाभ पाने के लिए तंबाकू बंद करना जरूरी है। यह प्रतिबंध सिगरेट, बीड़ी, पाइप, सिगार, हुक्का, खैनी हर तरह के तंबाकू पर लागू होता है।

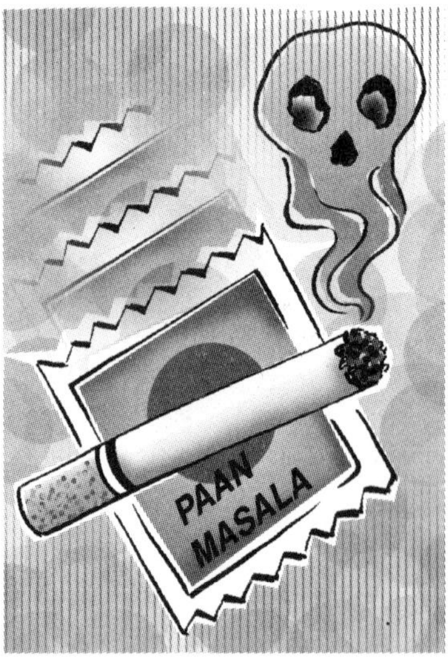

लेकिन यह शर्त सिर्फ होम्योपैथिक दवाओं पर ही लागू नहीं होती। कुछ एलोपैथिक दवाओं पर भी तंबाकू का असर पड़ता है।

दमा में दी जानेवाली थियोफायलिन, दर्द-निवारक पेंटाजोसिन और कुछ प्रशांतक और अवसादरोधक दवाएँ तंबाकू का सेवन करनेवालों में अपना पूरा असर नहीं दिखा पातीं। तंबाकू से उनकी विघटन-क्रिया तेज हो जाती है और असर कमजोर हो जाता है।

गर्भ-निरोधक गोलियाँ लेनेवाली जो स्त्रियाँ तंबाकू का सेवन करती हैं, उन्हें दिल का दौरा, पक्षाघात (लकवा) और रक्त-संचार प्रणाली के रोग होने की आशंका कई गुना अधिक होती है।

विटामिन किस समय लें

किसी भी विटामिन की गोली या कैप्सूल का पूरा-पूरा लाभ उठाने के लिए उन्हें उपयुक्त समय पर लेना बहुत जरूरी है।

विटामिन ए, डी और ई जो वसा में घुलनशील हैं, उनके कैप्सूल दोपहर या रात के खाने के साथ लेना सबसे उत्तम है। उस समय आँत में वसा होने के कारण विटामिन आसानी से जज्ब हो जाते हैं।

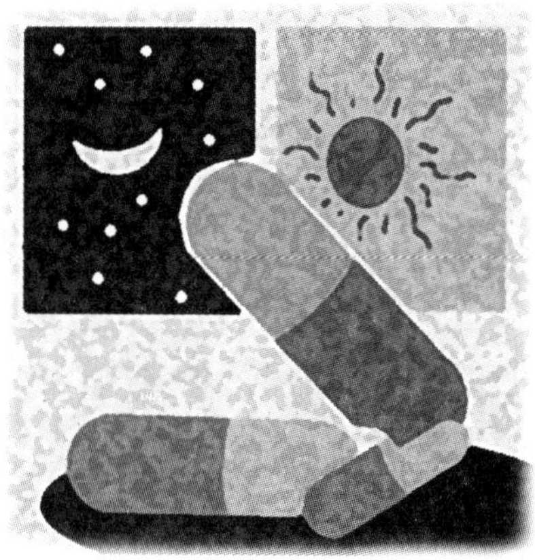

इसी प्रकार विटामिन बी के कैप्सूल और विटामिन की गोली खाने के आधे घंटे बाद लेना सबसे अच्छा है। इससे वे अधिक मात्रा में जज्ब हो सकेंगे।

एक बात और—विटामिन बी और विटामिन सी पानी में घुलनशील होते हैं। शरीर इन्हें उतनी ही मात्रा में अपने भीतर रोकता है, जितनी कि उसे जरूरत होती है। बाकी विटामिन पेशाब के रास्ते खारिज हो जाती है। इसी से पेशाब का रंग पीला हो जाता है। यह दवा की गरमी का नहीं, पेशाब में अनावश्यक विटामिन जाने का लक्षण है, इससे घबराना नहीं चाहिए।

गर्भ-निरोधक गोलियाँ और खान-पान

हाल के वर्षों में गर्भ-निरोध के लिए स्त्रियों के बीच गर्भ-निरोधक गोलियों का प्रचलन तेजी से बढ़ा है। राष्ट्रीय परिवार कल्याण कार्यक्रम के अंतर्गत इसे बढ़ावा देने के लिए कम कीमत पर 'माला-डी' गोलियाँ उपलब्ध कराई गई हैं और जन-संचार माध्यमों के जरिए उन्हें स्वस्थ नारीत्व से जोड़ते हुए विज्ञापित भी किया जाता है।

इसमें शक नहीं कि नवविवाहित दंपतियों के लिए यह अब तक

की सबसे बेहतर और विश्वसनीय गर्भ-निरोधक युक्ति है। यदि कोई स्त्री इन्हें लेने में भूल न करे तो इनकी कामयाबी लगभग शत-प्रतिशत है और ये कामसुख में भी किसी तरह बाधक नहीं होतीं। विकसित देशों में इसीलिए गर्भ-निरोध की यह सबसे लोकप्रिय पद्धति है।

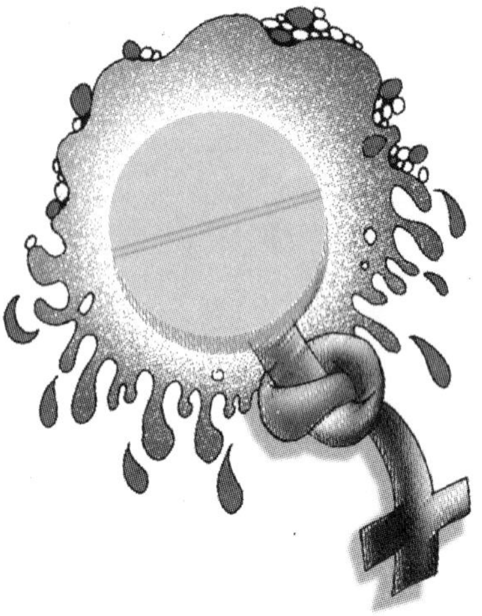

यह ध्यान देने योग्य बात है कि ये गोलियाँ हार्मोनल तब्दीलियाँ लाने के साथ ही शरीर में फोलिक एसिड और पायरीडॉक्सिन (विटामिन बी-6) की कमी भी पैदा करती हैं। इसकी भरपाई के लिए हरी पत्तेदार सब्जियाँ खूब मात्रा में खानी चाहिए।

एक बात और ! इन गोलियों के साथ सिगरेट पीने का शौक रखना खतरनाक है। इससे दिल का दौरा, पक्षाघात (सेरिब्रल स्ट्रोक) और रक्त-संचार प्रणाली की पेचीदगियाँ होने का खतरा असामान्य रूप से बढ़ जाता है।

दस्त और दवाएँ

दस्त में दी जानेवाली बहुत सी दवाएँ न सिर्फ अनावश्यक हैं, बल्कि खतरनाक भी हैं। क्योलिन और पेक्टिन के सम्मिश्रण, लोमोटिल आदि दवाओं से दस्त तो बंद हो जाते हैं, पर न तो भीतर का संक्रमण दूर होता है, न ही पानी की कमी। उलटा सिर्फ आँतों की सक्रियता कम हो जाती है। इससे पेट में अफारा आ जाता है, बेचैनी बढ़ जाती है और आँतों में पल रहे रोगाणुओं को बढ़ने का और मौका मिल जाता है।

इसीलिए इन दवाओं से बचना ही बेहतर है। इसकी बजाय पानी

को उबाल कर ठंडा करें और उसमें पुनर्जल पाउडर मिलाकर बार-बार लेते रहें। इससे शरीर में पानी और इलेक्ट्रोलाइट्स की पूर्ति होती रहेगी ! यही दस्तों का सबसे बेहतर इलाज है।

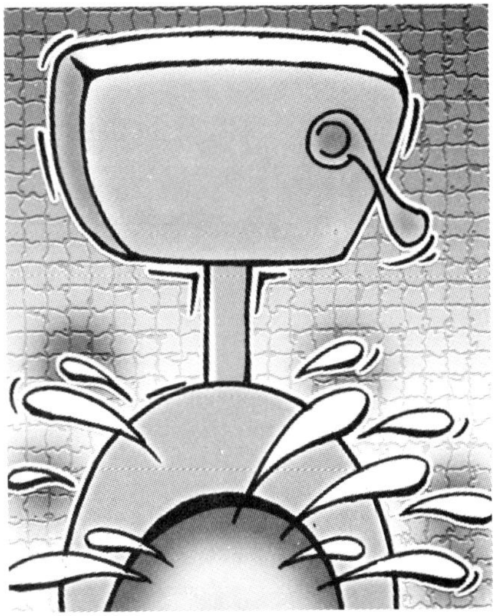

दस्त होने पर प्रतिजीवाणु (एंटिबॉयटिक) दवाओं की भी कुछेक मामलों में ही जरूरत पड़ती है। इसके बारे में डॉक्टर से सलाह लेना ही सबसे अच्छा होता है। टेट्रासाइक्लिन, सल्फा-ट्राइमेथोप्रिम मिश्रण और नॉरफ्लॉक्स सरीखी दवाएँ कुछ मामलों में बहुत उपयोगी साबित होती हैं।

कब्ज और दवाएँ

कब्ज की शिकायत बहुत आम है। कई लोग तो इससे इतने आतंकित रहते हैं कि बिना सोचे-समझे रोजाना ही रेचक दवाएँ और जुलाब लेने लगते हैं और इसके इतने आदी हो जाते हैं कि दवा लिये बिना उनका काम नहीं चलता। पर यह अपने साथ सरासर ज्यादती है। इससे आँतों की क्रियाशीलता बिगड़ जाती है, कब्ज की तकलीफ और बढ़ जाती है और कुछेक लोगों को तो इरिटेबल वावल सिंड्रॉम ही हो जाता है, जिस कारण बार-बार समय-असमय शौचालय की ओर

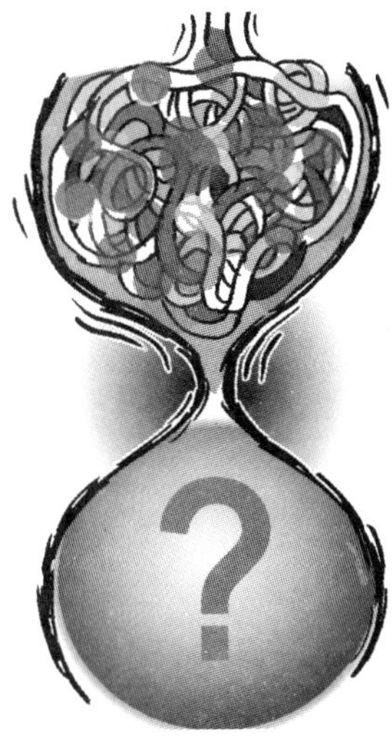

दौड़ लगानी पड़ती है।

कब्ज से बचे रहने का सबसे सरल उपाय संतुलित खान-पान और नियमित व्यायाम है। खूब मात्रा में पानी पीएँ। हरी सब्जियाँ, फल और रेशेदार प्राकृतिक चीजें ग्रहण करें। सुबह-शाम सैर पर जाएँ। व्यायाम करें। फिर भी यदि कभी दिक्कत हो जाए, तो रात में सोने से पहले तीन बड़े चम्मच ईसबगोल लेकर पानी, दूध या दही में मिलाएँ और खा लें। यह सरल सी युक्ति प्रायः कब्ज में काम करेगी। बवासीर और दिल के मरीजों के लिए इन युक्तियों की विशेष उपयोगिता है, चूँकि कब्ज उनके रोग को बिगाड़ सकती है। लेकिन रेचक दवाओं (स्टूल-सॉफ्टनर्स) और जुलाब की आदत बुरी है। उससे बचकर रहें।

दिल और मस्तिष्क की रक्षक

चालीस-पचास की उम्र में आने के बाद और विशेषकर कोरोनरी धमनी रोग, उच्च रक्तचाप या डायबिटीज के होते हुए रोजाना रात में सोने से पहले एस्प्रिन की आधी गोली लेना बहुत उपयोगी है। हाल के वर्षों में हुए शोध से ज्ञात हुआ है कि इससे दिल का दौरा पड़ने की आशंका पचास फीसद कम हो जाती है।

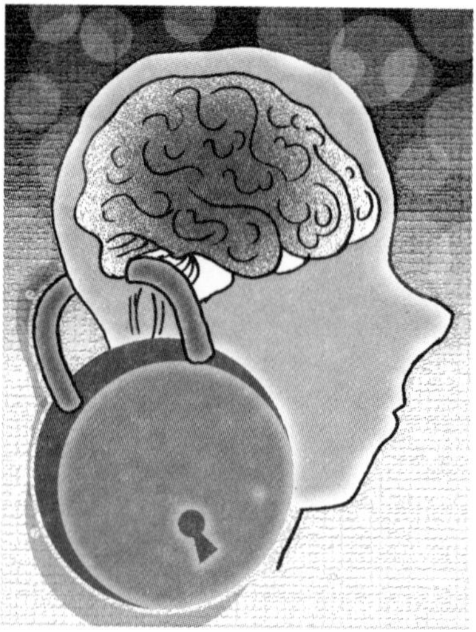

एस्प्रिन का यह स्वास्थ्यवर्धक प्रभाव उसके इस गुण में निहित है कि वह खून में प्लेटलेट्स कणों का चिपचिपापन कम करती है, जिससे धमनियों में खून के थक्के बनने की आशंका कम हो जाती है।

दिल का दौरा प्रायः सँकरी कोरोनरी धमनी में खून का थक्का फँसने से ही होता है। इससे धमनी अचानक रुक जाती है, दिल की मांसपेशियों को जीवनदायी रक्त नहीं पहुँच पाता। और, हृद्पेशियाँ दम तोड़ देती हैं। खून का थक्का मस्तिष्क की किसी धमनी में भी फँस सकता है। इससे मस्तिष्क में खून का दौरा रुक जाता है और फालिज हो जाता है। पर एस्प्रिन का यह लाभ हर कोई नहीं उठा सकता। गाउट व अल्सर के मरीज इसे नहीं ले सकते।

ऑपरेशन और एस्प्रिन

एस्प्रिन बहुत काम की दवा है। यह दर्द, सूजन और बुखार से तो राहत दिलाती ही है, खून को गाढ़ा होने से भी रोकती है। इसीलिए कुछ लोग इसे बिलकुल नियम से लेते हैं।

पर कोई आपॅरेशन होनेवाला हो, तो ध्यान में रखें कि ऑपरेशन से दस दिन पहले ही इसे जरूर बंद कर दें। वरना एस्प्रिन का खून जमने की कुदरती क्रिया को मंदी करने का गुण ही तकलीफ दे सकता है। उससे ऑपरेशन के समय खून रुकने में बाधा खड़ी हो सकती है। यह छोटी सी बात हर किसी की जानकारी में होनी चाहिए।

दमा और दर्द-निवारक दवाएँ

दमा साँस का रोग है। इसमें साँस की सूक्ष्म नलियाँ अस्थायी रूप से सिकुड़ जाती हैं। रोगी को साँस लेने में कठिनाई होने लगती है, छाती साँय-साँय करने लगती है, खाँसी छिड़ने लगती है और दम फूलने लगता है। यह रोग किसी भी समय उग्र हो जाता है, लेकिन फिर

कुछ समय बाद दवाओं की मदद से खुद ही शांत भी हो जाता है।

दमा के ये दौरे कई कारणों से उठ सकते हैं। धूल, धुआँ, हवा में उड़ते पराग कण, बदलता तापमान, कोई विशेष गंध, अतिरिक्त शारीरिक दौड़-धूप, व्यायाम और इन्फेक्शन दमा को उग्र बना सकते हैं। कुछ खाने-पीने की चीजें, मानसिक तनाव और थकान भी तकलीफ बढ़ा सकते हैं।

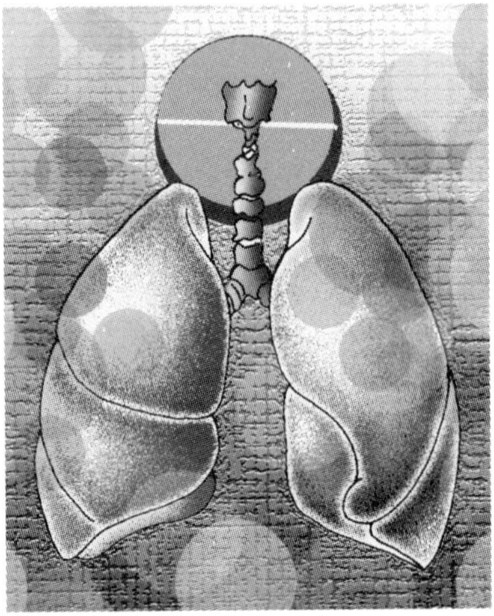

इसी प्रकार कुछ दवाएँ भी दमा को उग्र बना सकती हैं। इनमें दर्द-निवारक दवाएँ, जैसे—ब्रुफेन, एस्प्रिन, एनालजिन, इंडोमेथासिन खासतौर से जोखिम भरी हैं। इसीलिए दमा के मरीज को इन दवाओं से सदा सजग रहना चाहिए। किसी दवा से तकलीफ हो, तो उसका नाम गाँठ में बाँध लें और अपने डॉक्टर को भी उसकी बाबत आगाह कर दें।

टी.बी. की दवाओं के साथ सावधानियाँ

भारत और तीसरी दुनिया के अधिकतर देशों में तपेदिक (टी.बी.) आज भी एक प्रमुख बीमारी बनी हुई है। इसके बहुत से रूप हैं और वह शरीर के किसी भी अंग पर प्रहार कर सकती है।

आज ऐसी बहुत सी असरकारक दवाएँ हैं जिनसे रोग का घर

पर ही सुगमता से इलाज किया जा सकता है। इलाज की सबसे बड़ी सीमा यह है कि रोग को जड़ से दूर करने के लिए दवाएँ छह महीने से डेढ़ साल तक नियम से लेनी पड़ती हैं। इन दवाओं में आई.एन.एच., रिफेंपीसिन, इथेम्ब्यूटोल और पायराजेनामाइड प्रमुख हैं। पर उनकी कामयाबी के लिए कुछ सावधानियाँ जरूरी हैं :

- दवा बिलकुल नियम से और पूरी मात्रा में लें। बीच में एक भी खुराक न छोड़ें, वरना लुके-छुपे रोगाणु अपनी संरचना में परिवर्तन ला सकते हैं और दवा को बेअसर बना सकते हैं। इस ड्रगरेजिस्टेंट टी.बी. का इलाज बहुत मुश्किल होता है।
- आई.एन.एच. लेने से शरीर में विटामिन बी-6 की कमी हो जाती है। इससे बचने के लिए जरूरी है कि रोजाना पायरीडॉक्सिन की गोली लें और भोजन में खूब मात्रा में हरी सब्जियाँ भी।
- रिफेंपीसिन सुबह खाली पेट ही लेनी चाहिए। इसी से दवा पूरी मात्रा में जज्ब हो पाती है और पूरा असर दिखा पाती है।
- रिफेंपीसिन से पेशाब का रंग गुलाबी-लाल हो जाता है। इससे घबराना नहीं चाहिए।
- इथेम्ब्यूटोल लेनेवाले रोगियों को दृष्टि के प्रति सावधान रहना चाहिए। कभी-कभी किसी एक मामले में यह दवा दृष्टि-तंत्रिका पर बुरा असर डाल सकती है।
- दवाओं का कोई साइड इफैक्ट नजर आए, भूख लगनी बन्द हो जाए, पेशाब का रंग पीला हो जाए तो डॉक्टर से राय लें, लापरवाही न बरतें।

विटामिन सी और सल्फा

सल्फा दवाओं के साथ विटामिन सी की गोलियाँ लेना खतरे से खेलने के समान है। इससे गुरदों में सल्फा के कण अघुलनशील अवस्था में आकर पथरी का रूप ले सकते हैं जिससे दर्द उठ सकता है, पेशाब में खून जा सकता है और मूत्र में रुकावट आ सकती है।

यह कठिनाइयाँ पेशाब की अम्लता बढ़ने से पैदा होती हैं।

अब जब कभी सल्फा दवा, जैसे—सेप्ट्रान, सीपलिन डी.एस., सूपरीस्टाल, सिनेस्टेट लेने की जरूरत पड़े, तो यह नेक सलाह अवश्य ध्यान में रखिएगा। डॉक्टर भूल से विटामिन सी लिख दे, तब भी सल्फा दवा के साथ उसे लेने की गलती मत करिएगा।

आँख और लोक्यूला

जन-मानस में आँखों के लिए लोक्यूला का दरजा किसी रामबाण से कम नहीं है। कोई भी मर्ज हो, लोग केमिस्ट या डिस्पेंसरी से लोक्यूला लेकर उसे आँखों में डालने लगते हैं। कुछ लोग तो इसे आदत ही बना लेते हैं और सालों-साल आँखों पर ज्यादती करते रहते हैं। दरअसल लोक्यूला न तो रामबाण है, न खतरे से खाली दवा। इसमें सोडियम सल्फा सिटामाइड है, जो रोहे (ट्रेकोमा) में कामयाब है। इसे सिर्फ डॉक्टर की सलाह से ही प्रयोग में लाना चाहिए, अपनी मरजी से नहीं। इसके लगातार इस्तेमाल से आँख में एलर्जी भी हो सकती है।

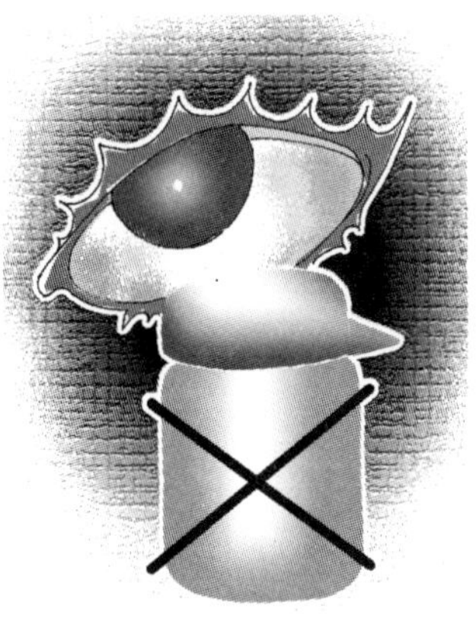

ताकत की दवाएँ और टीके

ताकत की दवा, टीके, विटामिन एलिक्सिर हर किसी के प्रिय मालूम पड़ते हैं। कई रोगी तो खुद ही इल्तिजा करते हैं कि ताकत की बढ़िया और महँगी-से-महँगी दवा लिख दें या टीके लगवा दें, ताकि शरीर शक्तिशाली बन जाए। डॉक्टर महँगे शरबत, विटामिन टॉनिक, एलिक्सिर या विटामिन टीके लिखकर प्रायः उनकी मुराद पूरी भी कर देते हैं।

लेकिन इसका लाभ पहुँचता है सिर्फ दवा कंपनियों को जो आकर्षक पैकिंग की एवज में मोटी रकम वसूल लेती हैं। इन विटामिनों की जरूरत सिर्फ कुछ ही लोगों को होती है, जो या तो कई दिनों से बीमार होते हैं या संतुलित, पौष्टिक आहार नहीं ले पाते। किसी स्वस्थ व्यक्ति को उनसे कोई लाभ नहीं पहुँचता। उसे यदि कोई लाभ अनुभव होता है तो वह मात्र मनोवैज्ञानिक होता है।

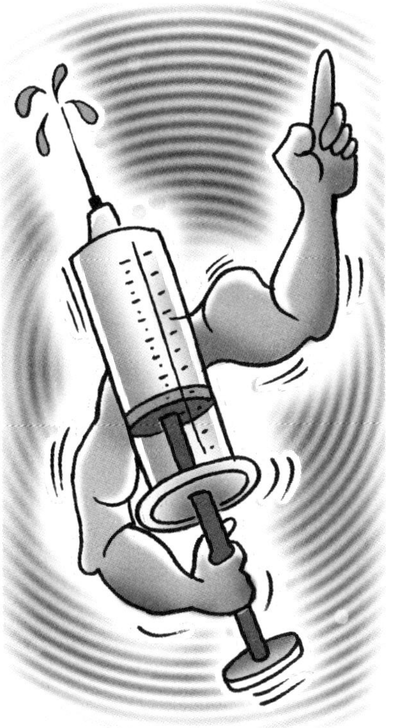

शरीर में किसी विटामिन या लौह या पोषक तत्त्व की कमी आ जाए तो विटामिन बी-कॉम्प्लेक्स और लौह तत्त्व की साधारण गोलियाँ भी उतनी ही उपयोगी साबित होती हैं जितने पन्नी या खूबसूरत पैकिंग में लिपटे रंग-बिरंगे आकर्षक कैप्सूल और सुंदर बोतल में बंद शरबत।

बहुत साल पहले जब मैं पटेल चेस्ट इंस्टीट्यूट, दिल्ली में रेजीडेंट था, तब मेरे अध्यापक डॉ. एम.पी.एस. मेनन अक्सर कहा करते थे, ''मरीज को विटामिन के कैप्सूल लिखने से अच्छा हैं कि उससे एक रुपया नाली में डलवा दो !'' उनका यह कहना बिलकुल सटीक था। अधिकतर लोगों में विटामिन कैप्सूल का यही हाल होता है। शरीर अतिरिक्त विटामिन बी-काम्पलेक्स और विटामिन सी को मूत्र के रास्ते बाहर फेंक देता है।

और विटामिन के टीके ! उनसे तौबा ! जब तक कि उनकी खास जरूरत ही न हो, उनसे तो गोली-कैप्सूल ही अच्छे हैं। कहीं प्रतिक्रिया कर जाएँ तो जान पर ही बन आती है। और हाँ, विटामिन 'ए',

'डी', 'ई' और 'के' तो और भी खतरनाक साबित हो सकते हैं। शरीर में इनकी कितनी ही मात्रा हो जाए, शरीर इन्हें बाहर नहीं फेंक पाता। यह अधिकता शरीर के लिए बहुत बुरी साबित हो सकती है।

उबली हुई सुइयाँ, सिरिंज ही श्रेयस्कर हैं

अखिल भारतीय आयुर्विज्ञान अनुसंधान परिषद् की एक रपट के मुताबिक सुइयों, सिरिंजों और शल्य उपकरणों से एड्स के फैलाव को रोकने के लिए किसी बहुत महँगी, अत्याधुनिक तकनीक की जरूरत नहीं है। जरूरत सिर्फ उन्हीं पुरानी, सस्ती, समय के पैमाने पर खरी उतरती रही आसान तकनीकों को ईमानदारी के साथ लागू करने की है, जिनमें बार-बार इस्तेमाल होनेवाली सुइयाँ, सिरिंज और शल्य औजार या तो उबाले जाते थे या रोगाणु-नाशक घोल में रखकर स्टरलाइज किए जाते थे।

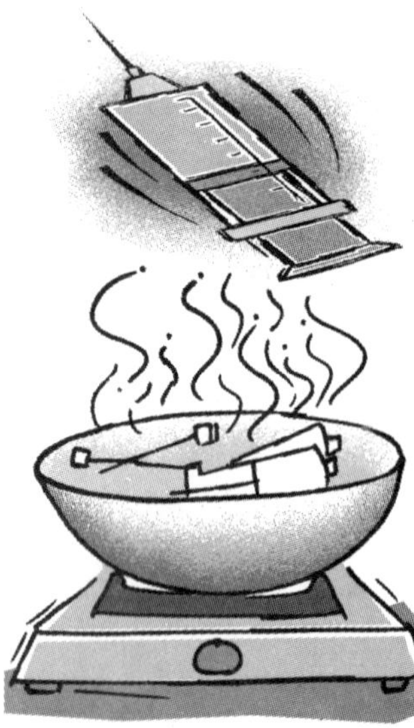

रपट ने सिफारिश की है कि डिस्पोजेबल (एक बार इस्तेमाल कर फेंक दिए जानेवाली) सिरिंज, सुइयाँ और शल्य उपकरण यहाँ विश्वसनीय नहीं समझे जा सकते। चूँकि अधिकतर अस्पतालों और चिकित्सालयों में उनके इस्तेमाल के बाद उन्हें नष्ट करने की उचित व्यवस्था नहीं है। इसलिए सभी चिकित्साकर्मियों को सलाह दी गई है कि डिस्पोजेबल सिरिंज प्रयोग करें तो एक बार इस्तेमाल करने के बाद सुई को तोड़ दें और सिरिंज को रासायनिक जीवाणुनाशक घोल में डाल दें। ताकि ये सिरिंज यदि गलत हाथों के जरिए दोबारा बाजार में आ भी जाएँ, तो रोग फैलने का कारण न बनें।

लेकिन क्या यह सचमुच हमारा दुर्भाग्य नहीं है कि कुछ लोग

अपने ही भाई-बहनों, बच्चों-बड़ों को थोड़े से पैसों की खातिर मौत की खाई में धकेल देते हैं। अस्पतालों और चिकित्सालयों के कूड़ेदानों से इस्तेमाल हुई सुइयाँ, सिरिंज, शल्य उपकरण बिनवाकर दोबारा से पैक कर बेच दिए जाते हैं। जबकि डिस्पोजेबल का जन्म मरीजों को इसी खतरे से बचाने के लिए हुआ है।

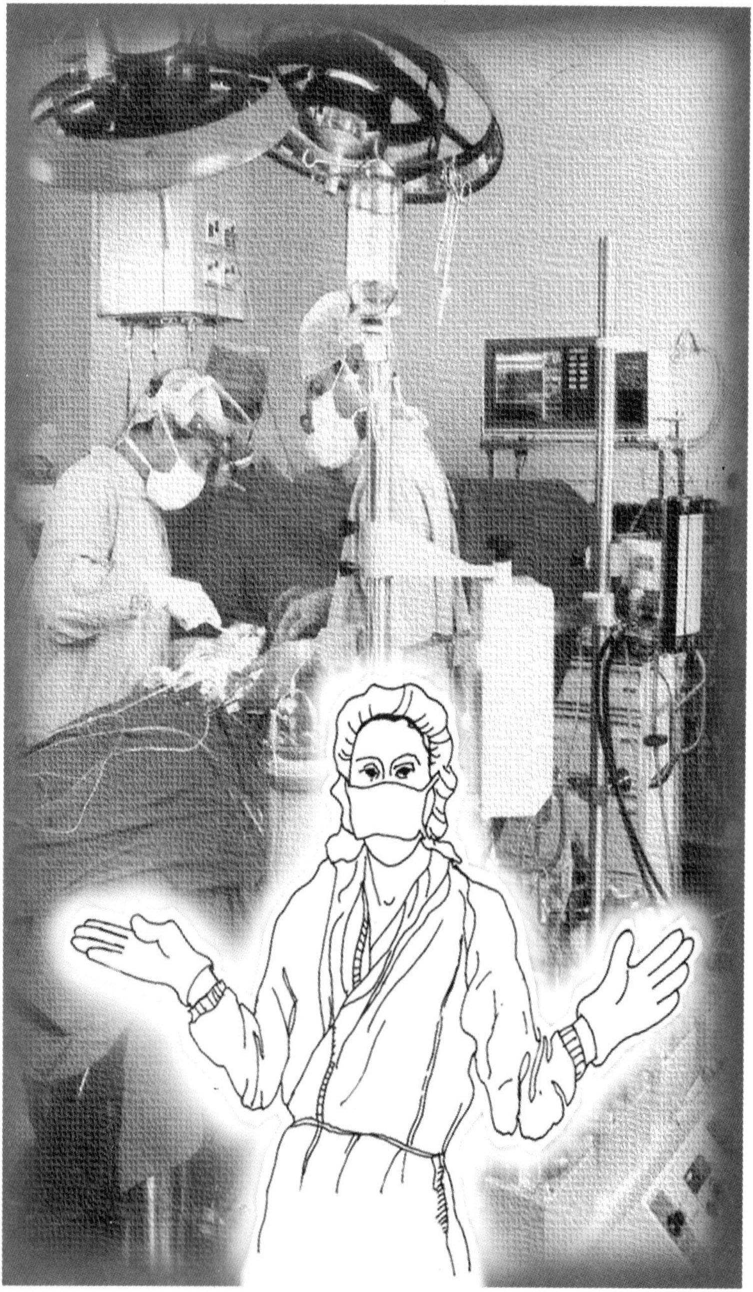

सुगृहीतं तदेव ज्ञं शास्त्रं च रक्षति।।

*सुगृहीत शास्त्र और शस्त्र ज्ञानवान
मनुष्य की रक्षा करते हैं।*

चरक संहिता

चौथा खंड

जब जरूरत हो ऑपरेशन की

सर्जरी की विविध शाखाओं और संज्ञाहरण विज्ञान (ऐनेस्थियोलॉजी) में हुई दिनोदिन प्रगति के फलस्वरूप आज ऑपरेशन करवाना सामान्य बात हो गई है। कुशल अनुभवी सर्जन के सधे हुए हाथों में न सिर्फ आज ऑपरेशन अधिक सुरक्षित हो गए हैं, बल्कि नई उन्नत तकनीकों से यह कोशिश भी लगातार हो रही है कि ऑपरेशन के समय कम-से-कम काट-छाँट की जाए ताकि मरीज जल्द-से-जल्द ठीक होकर अपने कामकाज पर लौट सके।

इस उन्नति के बावजूद जब घर-परिवार में किसी को ऑपरेशन की जरूरत पड़ती है, तो मन स्वतः चिंता से घिर उठता है। तरह-तरह के सवाल मन को घेर लेते हैं—मसलन, क्या ऑपरेशन जरूरी है, क्या दवा से काम नहीं चल सकता, उसे कहाँ कराया जाए, उसके लिए क्या तैयारी करनी होगी, ऑपरेशन के बाद ठीक होने में कितने दिन लगेंगे, वगैरह-वगैरह। स्वाभाविक ही है कि इन प्रश्नों के उत्तर स्थिति के अनुसार ही दिए जा सकते हैं जिसमें रोग, उसकी अवस्था, मरीज की हालत, सर्जन की काबिलियत और चिकित्सा-संस्थान में सुविधाओं का दरजा प्रमुख घटक हैं। उस समय घबरा जाने से बात नहीं बनती, बल्कि ठंडे दिमाग से फैसला लेने की जरूरत होती है। ऑपरेशन की सफलता सर्जन, उसकी सहयोगी टीम (जिसमें ऐनेस्थियोलॅजिस्ट,

रेजिडेंट सर्जन और नर्सिंग स्टाफ की अपनी-अपनी विशिष्ट भूमिका है) तथा चिकित्सा संस्थान की ओर से मिली सुविधाओं और दृष्टिकोण पर तो निर्भर करती ही है, रोगी के मनोव्यक्तित्व और सहयोग तथा उसकी देखभाल कर रहे परिवारजनों के नजरिए पर भी आश्रित रहती है।

उस समय विचलित हुए बगैर क्या-क्या जानकारी हासिल करनी चाहिए और कैसे, क्या तैयारी करनी चाहिए, इसके कुछ महत्त्वपूर्ण पक्ष यहाँ प्रस्तुत हैं :

ऑपरेशन का निर्णय : कुछ अहम पहलू

ऑपरेशन का निर्णय लेने से पहले जरूरी है कि उसके हर पहलू पर जानकारी प्राप्त की जाए और इस पर गंभीरता से सोच-विचार किया जाए। स्वाभाविक ही है कि रोगी की हालत गंभीर हो तो यह दायित्व किसी समझदार निकट संबंधी को निभाना पड़ता है। फैसला करते समय निम्नलिखित बातों पर जरूर ध्यान देना चाहिए :

- सर्वप्रथम यह कि ऑपरेशन किसलिए किया जाना है ? क्या वह इलाज का एकमात्र रास्ता है या कोई दूसरी विधि भी है, जिससे इलाज हो सकता है।

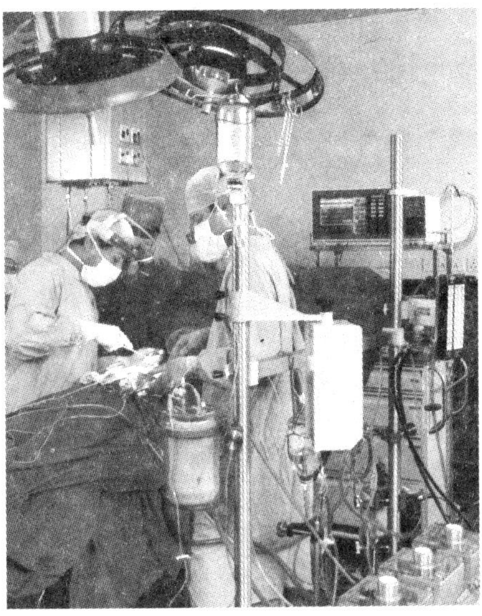

- क्या ऑपरेशन से रोग पूरी तरह दूर हो जाएगा ? इसके कामयाब होने की क्या संभावना है ? कहीं ऑपरेशन सिर्फ मर्ज को समझने के लिए ही तो नहीं

किया जा रहा ? इस बारे में ठीक से पूरी जानकारी जरूर प्राप्त कर लेनी चाहिए, ताकि बाद में किसी तरह का पछतावा न हो।

- ऑपरेशन के बाद अस्पताल में कितने दिन रुकना होगा ? क्या ऑपरेशन तुरंत होना जरूरी है ? या उसे रुककर भी करवाया जा सकता है ? इससे अपने को मानसिक रूप से तैयार करने का समय मिल जाता है और छुट्टी वगैरह की व्यवस्था की जा सकती है।
- ऑपरेशन पर पूरा कितना खर्च आएगा ? क्या आप इतना खर्च सह सकेंगे ? यदि यह खर्च आपकी पहुँच से बाहर हो, तो मायूस न होइए। उसका कोई विकल्प सोचिए। ऑपरेशन किसी सरकारी अस्पताल में भी करवाया जा सकता है। अधिकांश सरकारी अस्पतालों में जनरल वार्ड के मरीजों के लिए ऑपरेशन सुविधा निःशुल्क होती है।

सर्जन का चयन

ऑपरेशन किस शल्य-विशेषज्ञ से कहाँ करवाना ठीक होगा, यह महत्त्वपूर्ण निर्णय लेते समय इन बातों को जरूर ध्यान में रखें :

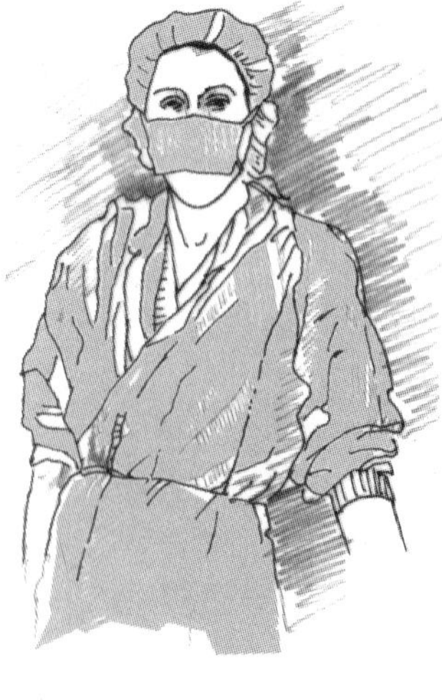

- सर्जन का अनुभव और कुशलता।
- उसकी उपलब्धता और व्यवहार।
- अपनी जेब, और
- ऑपरेशन करवाना कहाँ—कितना सुविधाजनक है।

ऑपरेशन से पहले सर्जन से क्या पूछें, क्या बताएँ

यह निर्णय कर लेने के बाद कि ऑपरेशन किस सर्जन से करवाना है, ऑपरेशन के निम्नलिखित महत्त्वपूर्ण पहलुओं पर सर्जन से जानकारी जरूर प्राप्त कर लें :

- ऑपरेशन की सफलता की संभावनाएँ यानी कि अपेक्षित परिणाम।
- ऑपरेशन की कुल लागत।

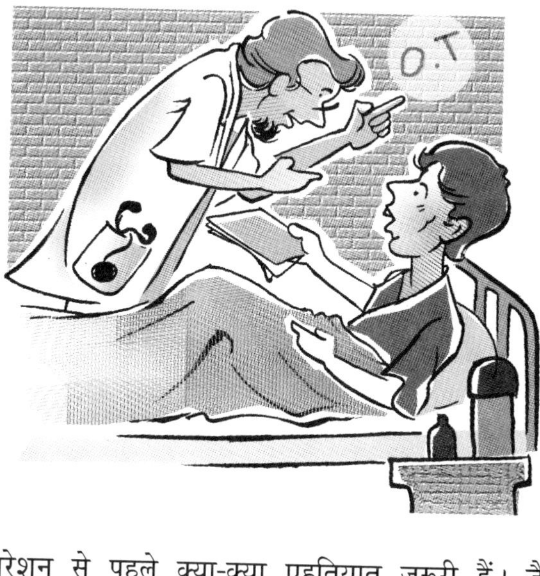

- ऑपरेशन से पहले क्या-क्या एहतियात जरूरी हैं। जैसे यदि कोई धूम्रपान या मदिरा का शौकीन हो तो हो सकता है कि डॉक्टर कुछ दिनों के लिए इन्हें बंद करवा दें।
- सर्जन और ऐनेस्थिजियोलॉजिस्ट को भी अपने पूर्व-स्वास्थ्य की स्पष्ट जानकारी दें। यदि कभी कोई लंबी बीमारी रही हो, कोई

दवा ले रहे हों, तो उसके बारे में कुछ न छुपाएँ। कभी भी कोई एलर्जी रही हो, उसके बारे में भी पूरा विवरण दें।

- ऑपरेशन के दौरान खून की जरूरत होगी या नहीं ? इसकी व्यवस्था कैसे और कब करनी होगी ? ताकि इसके लिए रक्तदाता की व्यवस्था की जा सके। कोई भी स्वस्थ सगा-संबंधी या मित्र रक्तदान कर सकता है। एक समय पर किसी भी रक्तदाता से सिर्फ 300 मिलीलीटर खून ही लिया जाता है। यह उसके शरीर में दौड़ रहे कुल खून का मात्र 1/20 हिस्सा होता है और शरीर इसे कुछ ही दिनों में दोबारा पूरा कर लेता है।
- ऑपरेशन के पश्चात् अस्पताल में भर्ती रहने (पोस्ट-आपरेटिव इन-हॉस्पिटल स्टे) के अनिवार्य पहलू और जरूरी सावधानियाँ।
- ऑपरेशन के बाद जीवनचर्या में क्या-क्या परिवर्तन जरूरी होंगे।

ऑपरेशन से एक दिन पहले : कुछ जरूरी बातें

- रोगी को चाहिए कि वह प्रसन्नचित्त रहे और किसी प्रकार की चिंता न करे। इससे उसका शरीर सबल होगा और ऑपरेशन सफल होने की संभावना बढ़ेगी।
- जिस दिन ऑपरेशन होना है उससे पहली रात डॉक्टर द्वारा बताई गई सभी दवाएँ जरूर लें। इन दवाओं में प्रायः मानसिक उद्विग्नता कम करनेवाली दवा भी शामिल होती है। उसके तंद्रात्मक प्रभाव से हो सकता है कि रोगी पर नींद-सी छायी रहे। इससे उसके सगे-संबंधियों को आशंकित नहीं होना चाहिए।

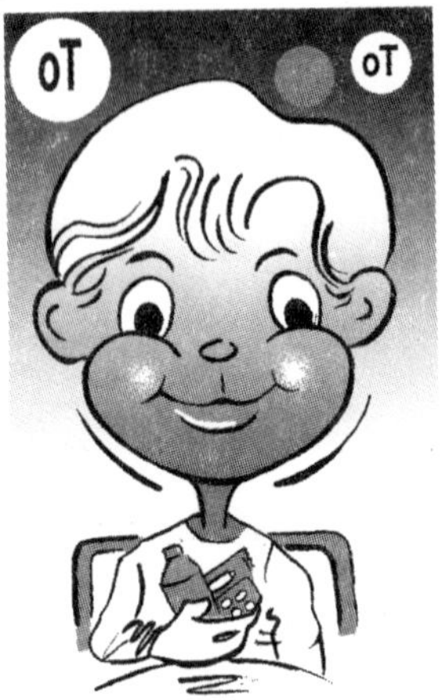

- ऑपरेशन से कम-से-कम छह घंटे

पहले से रोगी के लिए उपवास करना अनिवार्य है। यह नियम तोड़ने से अनावश्यक ही नई जटिलताएँ पैदा हो सकती हैं। ऑपरेशन के समय बेहोशी की हालत में खाना पेट से निकलकर फेफड़ों में जा सकता है, जिससे साँस की नलियों में रुकावट आ सकती है।

- सर्जन से पूछकर ऑपरेशन के लिए जरूरी सभी साजो-समान, दवाएँ आदि समय से जुटा लें, ताकि ऑपरेशन के समय भागदौड़ न करनी पड़े।

ऑपरेशन के दिन

- रोगी को अपने जेवर, घड़ी, चेन, ताबीज, जनेऊ जैसी सभी चीजें उतारकर अपने परिवारजनों के पास सँभाल देनी चाहिए।
- जिस समय रोगी को ऑपरेशन थिएटर ले जाया जाए, उस समय भीड़भाड़ न करें। कोई भी ऐसा व्यक्ति जिसे खाँसी-जुकाम या कोई अन्य संक्रामक तकलीफ हो, उसे रोगी से नहीं मिलना चाहिए।
- सुनिश्चित करें कि ऑपरेशन के समय और उसके कुछ घंटों बाद तक जिस चीज की जरूरत पड़े, उसे तुरंत लाया जा सके। यदि आपके पास अपना कार-स्कूटर है, तो उसे अस्पताल में ही रखें, जिससे आप बिना किसी हड़बड़ी के तुरंत सामान लेने के लिए जा सकें।
- यदि किसी कारण ऑपरेशन स्थगित हो जाए, तो घबराएँ नहीं। उसका कोई निश्चित कारण जरूर होगा। यदि ऐन वक्त पर मरीज का बल्ड-प्रेशर बढ़ जाए, नजला-खाँसी हो जाए या कोई और मुश्किल आ जाए, तो ऑपरेशन को मुल्तवी करना जरूरी होता है।
- ऑपरेशन पूरा होने पर मरीज को प्रायः पहले कुछ घंटों के लिए या तो रिकवरी रूम या इंटेंसिव केयर यूनिट (I.C.U.) में रखा जाता है, ताकि उस पर पूरी नजर रखी जा सके।

- इस समय सगे-संबंधियों को रोगी से मिलने की जिद नहीं करनी चाहिए। जब वह मिलने लायक स्थिति में आ जाएगा, तो सर्जन खुद ही इसकी अनुमति दे देगा। उस समय भी एक या दो ही लोगों का भीतर जाना ठीक होता है। यह रोक-टोक मरीज के हित को ध्यान में रखकर ही की जाती है। ऐसे समय पर किसी भी आगंतुक से उसे कोई भी संक्रमण हो सकता है। कुछ लोग बिना सोचे-समझे कुछ उलट-पुलट कहकर भी रोगी की चिंता बढ़ा जाते हैं।

ऑपरेशन के बाद

ऑपरेशन के बाद शुरू के कुछ घंटों के लिए रोगी के लिए कुछ सामान्य सावधानियाँ इस प्रकार हैं :

- कुछ घंटों तक अधिक हिलिए-डुलिए और बोलिए-चालिए नहीं।
- प्यास पर नियंत्रण रखिए।
- लघुशंका या दीर्घशंका की हाजत हो, तो बैड-पेन माँग लें।
- खाँसने और छींकने पर नियंत्रण रखें। छींक आने को हो, तो उसे रोकने के लिए आँख के पास नाक के कड़े भाग को दबा लें।
- शौच के समय जोर न लगाएँ।
- जब खाने-पीने की अनुमति मिल जाए, तो शुरू में बिलकुल हलकी और तरल चीजें लें। ऐनेस्थिसिया के असर के कारण कुछ समय तक मिचलाहट बनी रह सकती है और हजम करने में भी परेशानी हो सकती है।
- तंबाकू-सुपारी से दूर रहें। सिगरेट की हुड़क उठे, तो भी मन को समझा लें कि इस समय उससे संन्यास रखना ही ठीक है।

परिचारकों के लिए

- रोगी के पास भीड़ न लगाएँ। अगर डॉक्टर की अनुमति हो, तो उसके पास एक व्यक्ति रह सकता है।
- रोगी के पलंग पर न बैठें। उसके आसपास किसी तरह की गंदगी न फैलाएँ।
- रोगी के सामने अधिक बातचीत न करें, न ही उसे किसी तरह की चिंता में डालें।
- अगर रोगी को दर्द या कोई दूसरी तकलीफ हो, तो परेशान न हों। डॉक्टर या नर्स को बताएँ। उनकी सलाह मानें और उन पर पूरा भरोसा रखें। पहले 24 से 72 घंटों में रोगी को दर्द होना स्वाभाविक है। इस दौरान उसे हलका बुखार भी हो सकता है।

छुट्टी लेते समय

- छुट्टी का परचा जरूर लें। इसी पर ऑपरेशन का पूरा विवरण दर्ज होता है। इसे हमेशा अपने पास सँभालकर रखें। आगे जीवन में इसकी कभी भी जरूरत पड़ सकती है।
- सर्जन से साफ शब्दों में पूछ लें कि क्या-क्या एहतियात जरूरी हैं, दवा कब तक और कैसे लेनी है, और पट्टी कैसे और कब-कब करवानी है,
- और, जाँच के लिए दोबारा कब आना है।

छुट्टी के बाद

- न तो ज्यादा सीढ़ियाँ चढ़ें-उतरें, न भारी चीजें उठाएँ।
- डॉक्टर द्वारा बताई गई दवाएँ नियमपूर्वक लेते रहें। कोई समस्या आए, तो सर्जन या उसके सहयोगी डॉक्टर से सलाह लें।
- पौष्टिक आहार लें। इससे शीघ्र स्वास्थ्य-लाभ होगा।

रक्तदान का सेहत पर असर

यह सोच आम है कि रक्तदान से शरीर कमजोर हो जाता है। ज्यादातर लोग इसी डर से अपने सगे-संबंधियों तक के लिए खून नहीं देते। उनकी अक्सर कोशिश होती है कि कहीं पैसे देकर किसी पेशेवर से खून खरीदकर जरूरत पूरी कर ली जाए।

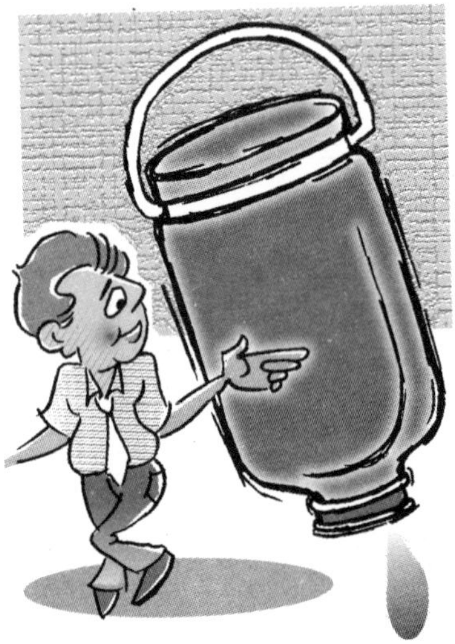

लेकिन क्या रक्तदान करने से वाकई कमजोरी आ जाती है ? नहीं। सच तो यह है कि कोई भी सामान्य व्यक्ति हर तीन महीने पर रक्तदान कर सकता है।

एक समय में रक्तदाता से सिर्फ तीन सौ मिलीलीटर रक्त ही लिया जाता है। जबकि किसी भी वयस्क के शरीर में रक्त की कुल मात्रा पाँच हजार से छह हजार मिलीलीटर तक होती है। यानी एक बार में कुल रक्त का मात्र 1/20वाँ हिस्सा खून ही लिया जाता है। इसकी आपूर्ति भी शरीर कुछ ही दिनों में कर लेता है। हमारे शरीर में खून बनने की गति इतनी तेज है कि सामान्य वयस्क व्यक्ति हर तीन महीने बाद रक्तदान कर सकता है।

किसी भी रक्तदाता से रक्त लेने से पहले ब्लड बैंक का डॉक्टर उसके स्वास्थ्य की विधिवत जाँच करता है। रक्तदाता के पूरी तरह

स्वस्थ होने पर उसके लहू में हीमोग्लोबीन की मात्रा स्वस्थ होने पर और खून के रोगाणु और विषाणु-मुक्त होने पर ही उससे रक्त लिया जाता है। अठारह से अट्ठावन वर्ष की उम्र के व्यक्ति ही रक्तदान कर सकते हैं।

खुद बन जाइए अपने रक्तदाता

किसी भी बड़े ऑपरेशन में प्रायः ऑपरेशन के समय ज़ाया हुए रक्त को पूरा करने के लिए रोगी को खून चढ़ाया जाता है। इसके लिए स्वस्थ सगे-संबंधियों से रक्त लिया जाता है और बदले में ब्लड बैंक से रक्त मँगवाकर पहले से तैयार रखा जाता है। जब से एड्स का संकट गहराया है, तब से यह और भी जरूरी हो गया है कि रोगी को दिए जानेवाले रक्त की भलीभाँति जाँच की जाए। संक्रमण के

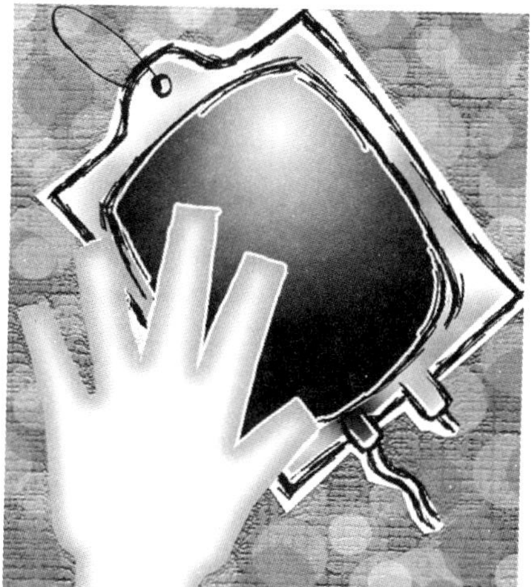

जोखिम को कम करने के लिए यह कोशिश भी की जानी चाहिए कि किसी दूसरे का खून चढ़ाना ही न पड़े। पहले से योजना बनाकर ऑपरेशन किया जाना हो, तो रोगी अपना रक्तदाता खुद ही बन जाए। इसके लिए जरूरी है कि ऑपरेशन के समय रोगी अच्छे स्वास्थ्य में हो और उसके खून में हीमोग्लोबीन स्वस्थ मात्रा में हो। ऐसे में वह

अपने ऑपरेशन से 7-10 दिन पहले अपने लिए खून दे सकता है। यह खून ऑपरेशन होने तक ब्लड बैंक में सुरक्षित रखा जा सकता है और जरूरत पड़ने पर इस्तेमाल किया जा सकता है। गौरतलब है कि रक्तदान करने के बाद शरीर में खून बनने की क्रिया स्वयं ही तेज हो जाती है। यह गति इतनी तेज होती है कि रोगी हर चौथे दिन अपने लिए एक बोतल खून सुरक्षित रखवा सकता है। इस अवधि में उसे लौह तत्त्व के कैप्सूल भी दिए जाते हैं ताकि उसके शरीर में लौह तत्त्व की कमी न आए और खून निर्विघ्न बनता रहे।

यह तकनीक 'ऑटोलोगस ब्लड ट्रांसफ्यूजन' के नाम से जानी जाती है।

इसके लोकप्रिय होने में दिक्कत सिर्फ यह है कि यह प्रणाली उन्हीं मामलों में अपनाई जा सकती है जिनमें ऑपरेशन तय होने और करने में समय होता है। रोगी ऑपरेशन से चार रोज पहले तक अपने लिए खून दे सकता है, उसके बाद नहीं। रोगी पहले से ही कमजोर हो और उसे खून की कमी हो, तब भी यह प्रणाली काम में नहीं लाई जा सकती है।

ऑपरेशन में खून की किफायत

खून देने में आनेवाली दिक्कतों को देखते हुए ऐसी नई विधियाँ भी तलाशी जा रही हैं कि ऑपरेशन के समय खून ज़ाया ही न हो।

इसकी एक विधि यह है कि ऑपरेशन के दौरान जितना रक्त बहे, उसे इकट्ठा कर लिया जाए और उसे ही दोबारा रोगी को चढ़ा दिया जाए। पर यह सिद्धांत जितना सरल है, उसे क्रियान्वित कर पाना उतना ही मुश्किल है। इसके लिए खासे महँगे, उन्नत उपकरणों की जरूरत पड़ती है, ताकि रक्त-कणों को धोकर दोबारा शरीर में लौटाया जा सके। यह विधि उन मामलों में अपनाई भी नहीं जा सकती जिनमें या तो ऑपरेशन का क्षेत्र 'इन्फेक्टेड' होता है या रोगी को कैंसर होता है। दूसरे, यह भी ध्यान रखना पड़ता है कि रक्त-कणों के थक्के न बनें।

अतः इस विधि के विकल्प के रूप में एक और नई तकनीक उभरकर सामने आई है। यह तकनीक है 'आइसोवोल्यूमिक हीमोडाइल्यूशन'। इसमें ऑपरेशन के शुरू में ही रोगी की धमनी से रक्त निकालकर ऑपरेशन थिएटर में सुरक्षित रख लिया जाता है और रोगी को उतनी ही मात्रा में हीमेक्सिल या उससे मिलता-जुलता कोई प्लाज्मा एक्सपेंडर दे दिया जाता है। इससे शरीर खून की कमी का अनुभव नहीं करता और ऑपरेशन के दौरान खून की किफायत भी हो जाती है क्योंकि ऑपरेशन के समय जो खून बहता है, वह प्लाज्मा एक्सपेंडर से मिला-जुला खून ही होता है, असल खून नहीं। निकालकर रखे गए खून को वापस चढ़ा देने से रही-सही कमी भी पूरी हो जाती है। लेकिन यह तकनीक उन रोगियों में ही अपनाई जा सकती है जो शरीर से हृष्ट-पुष्ट होते हैं और जिनके खून में लाल रक्त-कणों की तादाद (हीमेटोक्रीट वेल्यू) ठीक-ठाक होती है।

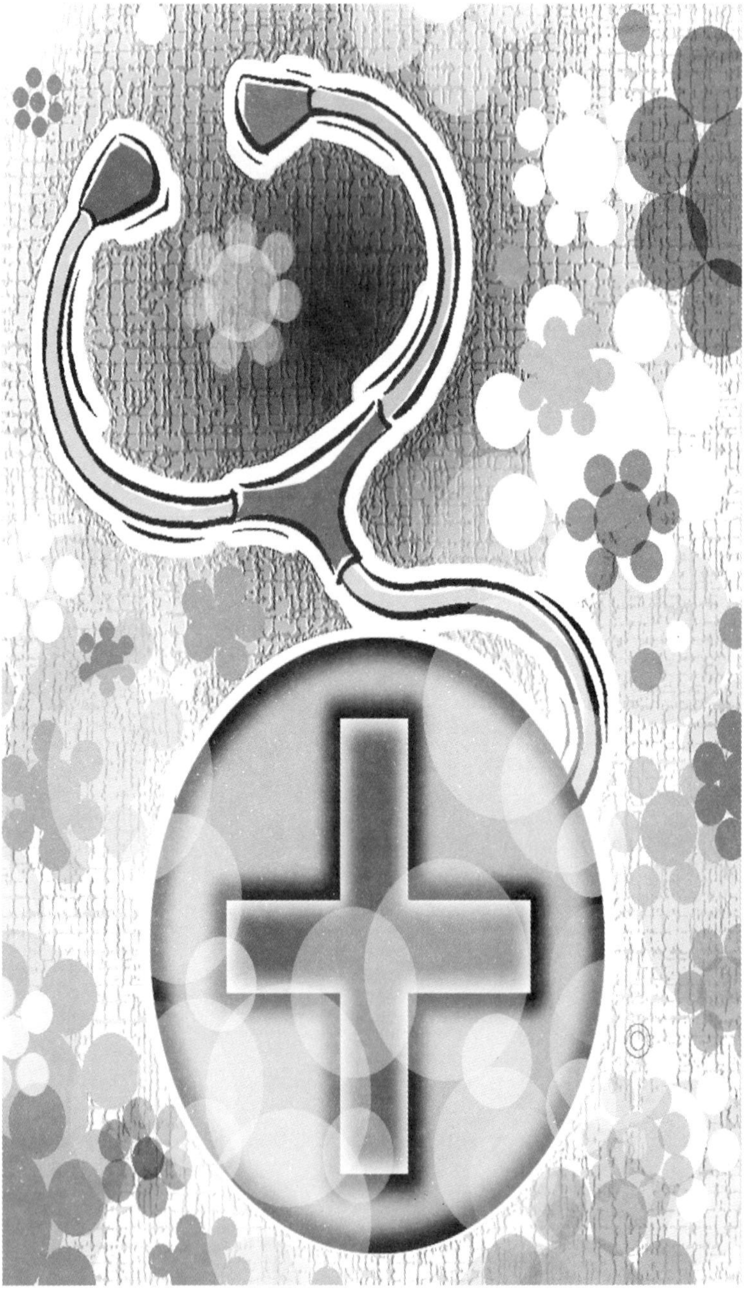

परिशिष्ट

कौन-सा विशेषज्ञ कब काम आए

क्या आप जानते हैं कि ऑफ्थेल्मोलॅजिस्ट, ऑप्टोमीट्रिस्ट और ऑप्टीशियन के बीच क्या फर्क होता है ?

या साइकियाट्रिस्ट और साइकॉलॅजिस्ट का भेद क्या है ?

या नेफरोलॅजिस्ट और यूरोलॅजिस्ट एक-दूसरे के पर्याय नहीं !

आयुर्विज्ञान में आज इतनी विविध शाखाएँ हो गई हैं कि कई बार यह तय कर पाना मुश्किल हो जाता है कि किस तकलीफ के लिए किस विशेषज्ञ का द्वार खटखटाया जाए। तरह-तरह के गलत-सलत विज्ञापन इस मुद्दे को और पेचीदा और मुश्किल बना देते हैं।

एक समझदार फैमिली डॉक्टर यह मुश्किल आसानी से हल कर सकता है। फिर भी कुछ मूल जानकारियाँ होना हर किसी के लिए जरूरी है। हम जिस डॉक्टर के पास जाएँ, उसके बारे में कम से कम इतना तो जानें ही कि वह किस विषय का ज्ञाता है।

शुरुआत जी.पी. से ही करते हैं। जी.पी. यानी जनरल प्रैक्टिशनर, जो छोटे-मोटे हर किस्म के मर्ज का इलाज करता है। इसके लिए उसका कम से कम मेडिकल ग्रेजुएट (एम.बी.बी.एस.) होना जरूरी है। ध्यान रहे कि इस देश में कई नीम-हकीम भी अपने को जनरल प्रैक्टिशनर लिखने से बाज नहीं आते। पेचीदा मामलों में जी.पी. ही इलाज के लिए विशेषज्ञ के पास भेजता है।

अलग-अलग विशेषज्ञ अपने-अपने विषय के ज्ञाता होते हैं। उनकी निपुणता उनके प्रशिक्षण और अनुभव पर आधारित होती है। मेडिकल ग्रेजुएशन के बाद उन्होंने किसी एक खास चिकित्सा-शाखा में अध्ययन किया होता है और अनुभव हासिल किया होता है।

उनकी दक्षता किस विषय में है, इसे व्यक्त करने के लिए अलग-अलग शब्दावली काम में लाई जाती है :

एनेस्थीसियॉलॅजिस्ट : या कहें एनेस्थीसिया देने वाला डॉक्टर। ऑपरेशन के समय यह न सिर्फ रोगी को संवेदनाहारी देता है बल्कि उसके जीवन की पूरी देखभाल करता है। ऑपरेशन से पहले यह रोगी की पूरी जाँच-पड़ताल कर यह भी सुनिश्चित करता है कि रोगी ऑपरेशन कराने लायक तो है। ऑपरेशन के बाद भी वही रोगी की हालत पर निगरानी रखता है।

गंभीर रूप से बीमार रोगी की गहन चिकित्सा-कक्ष में देखरेख का दायित्व भी उसी पर होता है।

कार्डियॉलॅजिस्ट : हृदय रोग-विशेषज्ञ। यानी दिल की बीमारी में मरीज की देखरेख और इलाज करने वाला डॉक्टर।

कार्डियो-थोरेसिक सर्जन : दिल, धमनियों और छाती के ऑपरेशन करने वाला शल्य-चिकित्सक। चाहे बायपास सर्जरी हो, दिल या धमनियों का पैदाइशी विकार हो या दिल के वाल्व की खराबी, ऑपरेशन करने की जिम्मेवारी इसी विशेषज्ञ की होती है।

चेस्ट फिजिशियन : फेफड़ों और पूरी श्वसन-प्रणाली की बीमारियों का चिकित्सक।

डर्मेटॉलॅजिस्ट : त्वचा के रोगों का डॉक्टर। यौन-रोगों का इलाज भी यही करता है।

एंडोक्राइनॉलॅजिस्ट : शरीर की हॉर्मोनल प्रणाली के विकारों का इलाज करने वाला विशेषज्ञ। डायबिटीज, थायरॉयड ग्रंथि, पीयूष ग्रंथि, एड्रिनल ग्रंथि के विकारों का इलाज यही विशेषज्ञ करता है।

गैस्ट्रो-एंटरॉलॅजिस्ट : शरीर की पाचक-प्रणाली के अंगों का इलाज यह विशेषज्ञ करता है।

गाइनीकॉलॅजिस्ट : महिला रोग-विशेषज्ञ, जो स्त्री-जनन-अंगों के रोगों का इलाज करता है। यही **ऑबस्टेट्रिशियन** की जिम्मेदारी भी पूरी करता है और जच्चा की पूरी देखरेख करता है।

नेफरॉलॅजिस्ट : गुर्दे की बीमारियों का इलाज करने वाला विशेषज्ञ। गुर्दे काम करना बंद कर दें तो डायलिसिस से यही मरीज के खून को साफ करता है।

न्यूरॉलॅजिस्ट : मस्तिष्क, मेरुदंड और तंत्रिकीय रोगों का विशेषज्ञ।

न्यूरो सर्जन : मस्तिष्क, मेरुदंड और तंत्रिकीय तंत्र के रोगों और चोटों की शल्य-चिकित्सा करने वाला सर्जन।

ऑप्थेल्मॉलॅजिस्ट : नेत्र रोग-विशेषज्ञ जो आँखों की बीमारियों में दवा और सर्जरी से इलाज करता है।

ओटो-लैरिंगो-राइनॉलॅजिस्ट : कान-नाक-गले का चिकित्सक, या कहें ई.एन.टी. सर्जन।

ऑर्थोपीडिक सर्जन : हड्डियों और जोड़ों की गलन, टूट-फूट, विकृतियों और रोगों की चिकित्सा और शल्य-चिकित्सा करने में निपुण होता है।

रेडियॉलॅजिस्ट : विशेषज्ञ डॉक्टर जिसकी निपुणता एक्स-रे, दवा के साथ की गई विशेष एक्स-रे जाँच, अल्ट्रासाउंड, सी.टी. स्कैन और एम. आर.आई. द्वारा रोग का सही निदान करने में होती है।

रेडियोग्राफर : टेक्नीशियन जो एक्स-रे लेता है।

ऑन्कॉलॅजिस्ट : ट्यूमर और कैंसर चिकित्सा में विशेषज्ञ डॉक्टर। रेडियोथैरेपिस्ट विकिरण से और ऑन्कोसर्जन ऑपरेशन से कैंसर का इलाज करते हैं।

पीडियट्रिशियन : बच्चों का इलाज करने वाला विशेषज्ञ।

पीडियट्रिक सर्जन : बच्चों की सर्जरी करने वाला विशेषज्ञ।

प्लास्टिक सर्जन : जले हुए रोगियों की चिकित्सा और किसी बाह्य अंग की रचना में सुधार और पुनर्रचना करने वाला शल्य-विशेषज्ञ। कॉस्मेटिक (सौंदर्यवर्धन) सर्जरी इसी की उप-शाखा है।

पैथॉलॅजिस्ट : ऊतकीय अध्ययन और मरीज के शरीर से लिए गए द्रव, कोशिकाओं, ऊतकों और स्राव की विधिवत् जाँच कर रोग के निदान तक ले जाने वाला विशेषज्ञ चिकित्सक।

साइकियाट्रिस्ट : मन के रोगों की चिकित्सा करने वाला विशेषज्ञ।

साइकॉलॅजिस्ट : मनोवैज्ञानिक, जो मन को काउंसलिंग से टटोल कर मानसिक और भावनात्मक समस्याओं का समाधान सुझाता है।

सर्जन : शल्य विशेषज्ञ, जो ऑपरेशन द्वारा रोगी का उपचार करने में दक्ष होता है। कई उप-शाखाएँ बन जाने के कारण अब सर्जन भी अलग-अलग क्षेत्र में पारंगतता हासिल करने लगे हैं। फिर भी एक कुशल जनरल सर्जन लगभग हर किस्म की सर्जरी कर सकता है।

यूरॉलॅजिस्ट : गुर्दे और मूत्रीय प्रणाली के अंगों का शल्य-विशेषज्ञ। पुरुष जनन-अंगों से जुड़ी समस्याओं का निदान भी यही करता है।

साधारण लैबोरेटरी टेस्ट और उनकी सामान्य सीमाएँ

शरीर के भीतर की रामकहानी जानने के लिए और अलग-अलग अंगों की तंदुरुस्ती आँकने के लिए डॉक्टर कई तरह के लैबोरेटरी टेस्ट की मदद लेते हैं। उनके परिणाम देखकर कई तरह के रोग पहचाने जा सकते हैं, यह जाना जा सकता है कि आगे स्वस्थ रहने के लिए क्या सावधानियाँ जरूरी हैं। और, यदि किसी रोग का इलाज चल रहा है तो रोग किस हद तक नियंत्रण में है।

ऐसे में टेस्ट की रिपोर्ट आते ही यह जानने की उत्सुकता बन जाती है कि स्थिति को ठीक-ठीक समझा जाए। क्या रिपोर्ट सामान्य है या असामान्य ?

यदि ऐसी स्थिति पेश आए, तो नीचे दी गई सामान्य सीमाएँ काम में आ सकती हैं, लेकिन ध्यान रहे कि रिपोर्ट में इस्तेमाल किए गए यूनिट और यहाँ दिए गए यूनिट एक जैसे हों।

Haematological values (Approximate adult ranges)

Blood haemoglobin	
Males	13-18 g/dl
Females	11.5-16 g/dl
Total leucocyte Count (TLC)	4,000-11,000/ cubic millimetre 4-11 x 10^9/L
Differential Leucocyte Count (DLC)	
Neutrophils	40-70 percent
Lymphocytes	20-40 percent
Monocytes	2-8 percent

Erythrocyte sedimentation rate (ESR)	
Wintrobe method	
Men	0-9 mm/hour
Women	0-20 mm/hour
Westergren method, <50 years of age	
Men	0-15 mm/hour
Women	0-20 mm/hour
Westergren method, >50 years of age	
Men	0-20 mm/hour
Women	0-30 mm/hour
Platelet count	130,000-400,000 per cubic millimetre

Biochemical values (Approximate adult ranges)

	B = Whole Blood P = Plasma S = Serum	Standard International units	Other Units
P	Alanine aminotransferase (ALT) (glutamate-pyruvate transminase : GPT)		3-30 units/l
B	Ammonium	23-47 μmol/l	40-80 μg/100 ml
P	Amylase		150-340 units/l 80-180 Somogyi/d
P	Aspartate aminotransferase AST (glutamated-oxaloacetic transaminase GOT)		5-40 units/l
P	Bicarbonate	24-32 mmol/l	24-32 mEq/l
P	Bilirubin (total)	5-17 μmol/l	0.3-1.0 mg/100 ml
S	Caeruloplasmin	0.3-0.6 g/l	30-60 mg/100 ml
P	Calcium (total)	2.12-2.62 mmol/l	8.5-10.5 mg/100ml
B	Carbon dioxide (Pco_2)	4.8-6.0 kPa	36-45 mm Hg
P	β-Carotene	0.9-5.6 μmol/l	50-300 μg/100 ml
P	Chloride	95-105 mmol/l	95-105 mEq/1
P	Cholesterol	3.6-7.8 mmol/l	140-225 mg/100ml
S	Copper	13-24 mmol/l	80-150 mg/100 ml
P	Cortisol	220-720 n mol/l	8-26 μg/100
P	Creatinine	62-124 μmol/l	0.7-1.4 mg/100 ml
P	Ethanol, marked intoxication	65-87 mmol/l	0.3-0.4 g/100 ml
	alcoholic stupor	87-109 mmol/l	0.4-0.5 g/100 ml
	alcoholic coma	>109 mmol/l	>0.5g/100 ml

	B = Whole Blood P = Plasma S = Serum	Standard International units	Other Units
P	Fibrinogen	1.5-4.0 g/l	150-400 mg/100 ml
P	γ-glutamyl transferase (γ-GT)		6-28 units/l (male) 4-18 units/l (female)
B	Glucose (Fasting)	<5.5 mmol/1	<100 mg/100 ml
B	Glucose (Post Prandial)	<7.8 mmol/1	<140 mg/100 ml
P	Haptoglobins (Hb binding)	0.3-2.0 g/l	30-200 mg/100 ml
P	Iron	14 -29 μmol/1	80-160 μg/100 ml
P	Total iron binding capacity (as iron)	45-72 μmol/l	250-400 μg/100 ml
B	Lactate	0.4-1.4 mmol/1	3.6-13.0 mg/100 ml
P	Lactate dehydrogenase (LD)		120-365 units/l
B	Lead	0.5-1.9 μmol/l	10-40 μg/100 ml
P	lipids (total)		400-1,000mg/100ml
	HDL		
	Men		35-55 mg/100 ml
	Women		45-65 mg/ 100 ml
	LDL		
	Desirable		<130 mg/100 ml
	Borderline		130-159 mg/100ml
	High		>160 mg/100 ml
	Triglycerides	0.28-1.69 mmol/1	25-150 mg/100 ml
P	Magnesium	0.7-1.0 mmol/l	1.8-2.4 mg/100 ml
P	Osmolality	285-295 mmol/kg	285-295 mosm/kg
B	Oxygen (Po_z)	11-13 kPa	83-98 mm Hg
P	Phosphatase, acid		> 8.2 units/l
	prostatic		> 7.2 units/1
P	Phosphatase, alkaline		21-100 units/l; 3-13 K-A units
P	Phosphate (as inorganic P)	0.8-1.4 mmol/1	2.5-4.5 mg/100 ml
P	Potassium	3.8-5.0 mmol/l	3.8-5.0 mEq/l
S	Proteins-Total	62-82 g/l	6.2-8.2 g/ 100 ml
	-Albumin	36-52g/l	3.6-5.2 g/100 ml
	-Globulins	24-37 g/l	2.4-3.7 g/100 ml
B	Pyruvate	45-80 μmol/l	0.4-0.7 mg/100 ml

	B = Whole Blood P = Plasma S = Serum	Standard International units	Other Units
P	Sodium	136-148mmol/l	136-148 mEq/l
P	Thyroxine	244-465 nmol/l	3.1-5.9 μg/100 ml
P	Transferrin	1.2-2 g/l	120-200 mg/100ml
P	Urate	0.12-0.42 mmol/l	2-7 mg/100 ml
P	Urea	2.5-6.6 mmol/l	15-40 mg/100 ml
P	Vitamin A	0.7-1.7 μmol/l	20-50 μg/100 ml

भारतीय पुरुषों एवं स्त्रियों का लंबाई और उम्र के अनुरूप वजन

लंबाई			पुरुषों के लिए सही वजन (किलोग्राम में)	स्त्रियों के लिए सही वजन (किलोग्राम में)	उम्र के साथ संबंध
फुट	इंच	मीटर			
4	11	1.500	53 से 57	49 से 52	तीस वर्ष की उम्र तक
5	0	1.525	54 से 58	51 से 54	वजन यहाँ दर्शाए गए
5	1	1.550	55 से 59	52 से 55	वजन से दस प्रतिशत
5	2	1.575	56 से 60	53 से 57	अधिक हो सकता है।
5	3	1.600	58 से 61	54 से 58	
5	4	1.625	59 से 64	56 से 60	
5	5	1.650	61 से 65	58 से 61	तीस से पैंतीस वर्ष की
5	6	1.675	62 से 66	59 से 64	उम्र में वजन यहाँ दर्शाई
5	7	1.700	64 से 68	61 से 65	गई सीमाओं के पार नहीं
5	8	1.725	65 से 71	62 से 67	जाना चाहिए।
5	9	1.750	68 से 73	64 से 69	
5	10	1.775	69 से 74	66 से 70	
5	11	1.800	71 से 76	67 से 72	पैंतीस के बाद
6	0	1.825	73 से 78	69 से 75	वजन यहाँ दर्शाई गई
6	1	1.850	75 से 81		सीमाओं से दस प्रतिशत
6	2	1.875	78 से 83	—	कम ही होना चाहिए।
6	3	1.90	80 से 87	—	